脳が ぐんぐん 成長する

将棋パズル

女流棋士／株式会社いつつ代表取締役
中倉彰子

JN174729

SOGO HOREI PUBL

はじめに

　はじめまして。女流棋士の中倉彰子です。

　私は6歳の頃、父から将棋を教わり、その後女流棋士への道を進みました。2015年に現役を引退し、現在は「子どもたちに将棋の楽しさを伝えたい」との想いで株式会社いつつを立ち上げ、将棋と知育・育児を結びつける活動をしています。

　いつつでは「将棋の世界をのぞいてみよう」という親子入門将棋イベントを全国各地で開催しています。そのイベントの中で「将棋パズル」の時間があります。「将棋パズルが楽しかった」という声も多く、中でも集中して考えているわが子の姿に驚く親御さんが多くいらっしゃいます。お父さんと息子さんが競争しながら解いていたり、お母さんと娘さんが「こう動かしたらどう？」「ちがうよ〜」などとおしゃべりしながら、楽しそうに取り組んでいたりする光景が見られます。

　本将棋（実際の将棋）は奥深く、知れば知るほどに楽しいゲームなのですが、8種類の駒の動き、指し手はいけないルール（禁じ手）、成り方など、最初に覚えることが多いので、「対局する」までに少し時間がかかります。

　でも本書の「将棋パズル」は、問題を解きながら「駒の動き」を自然に覚えていくことができます。とにかく何回もいろいろな方向に駒を動かしてみる経験ができるこのパズルは、実際に駒を動かすことの良い体験になるのです。

女流棋士の私としては、将棋パズルを通して、駒の動きを覚えてもらえたら、次は「本将棋」へ興味をもっていただけると嬉しいですが、

● 楽しく脳トレができる
● １人でも取り組める
● 手軽に取り組める

という点から、将棋パズルはとても優れていると思います。多くの方にチャレンジしてもらえると嬉しいです。
　本将棋の指し手は、基本的には自由に指すことができます。正解は１つではないので、「絶対的な正解がない」というのが将棋の特性です。現代はインターネットが普及し、キーワードを入力して検索すれば、考えなくても簡単に知りたい情報を入手できる環境になってきています。そんな中、**あえて考える環境に身を置くことができるのが「将棋の世界」です。**
　将棋は、楽しく考える力を育むことができるゲームなのです。
　実はこの「将棋パズル」も正解が１つではないことが多いです。本書では参考として「最短手数」を掲載していますが、ゴールに辿り着けば何手かかっても、正解です。それぞれのゴールへの辿り着き方が、あなたの（本将棋風に言えば）「棋風」になります。解けば解くほど、どんどん頭の回転も優れていくでしょう。
　本書でぜひ、楽しく考える力を鍛えてほしいなと思っています。

Mokuji

●制作協力　　　　　　　　　　　　株式会社いつつ
●ブックデザイン・イラスト　　　　和全（Studio Wazen）
●図表・DTP　　　　　　　　　　横内俊彦

第1章

将棋パズルの楽しみ方

この章では、将棋パズルを楽しむために知っておきたい「ルール」や「駒の動かし方」「本書の見方」をまとめました。将棋初心者も経験者も、まずは本章で将棋パズルを楽しむ準備をしましょう。

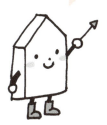

将棋パズルの遊び方

将棋パズルは、将棋の駒の動きに従って遊ぶゲームです。このページでは、ルールと問題の解き方を解説します。

- 本将棋の駒の動かし方に従って、スタートの図をゴールの図と同じにしてください。

- 駒は、3 × 3 のマスからはみ出てはいけません。

- 最短手数は、あくまでも目標にする手数です。これより手数が多くなっても問題ありません。

- 解き終わったら、解答例・解説を確認しましょう。

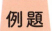**例題**

左の図を右の図と同じにしてください。

最短手数：4手

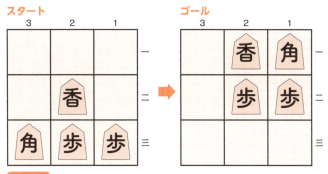

スタート → ゴール

ヒント まずは香から動かしてみましょう。

解き方

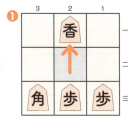
❶ 香をまっすぐ進めます。

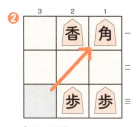
❷ 角を右斜めに2マス進めます。

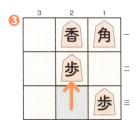
❸ 歩をまっすぐ進めます。

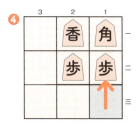
❹ 歩をまっすぐ進めます。

駒の種類と動かし方

将棋パズルは本将棋と同じ駒の動かし方で、パズルを解きます。まずは、駒の種類と動かし方を覚えましょう。
将棋未経験者は、将棋パズルを通して駒の動かし方を覚えれば、本将棋を始めるときにも役に立ちます。
将棋パズルは、3×3の盤を使いますが、本将棋でも役立つように、本書では本将棋の駒の動かし方をベースに解説をします。

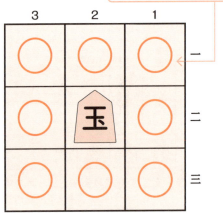

解説の見方

⭕の箇所に動けます。

王・玉（王将・玉将）
となりのマスならどの方向にも1マスだけ動かせます。

駒の名前。（）の前は略称、（）内は正式名。

駒の動き方の説明。

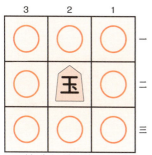

王・玉 (王将・玉将)

となりのマスならどの
方向にも1マスだけ動
かせます。

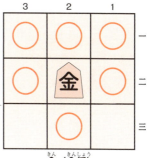

金 (金将)

上、右斜め上、左斜め上、
右、左、下に動かせます。

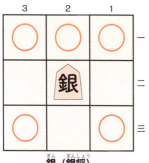

銀 (銀将)

上、右斜め上、左斜め上、
右斜め下、左斜め下に
動かせます。

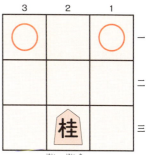

桂 (桂馬)

2つ前の両側にあるマ
ス目に動かせます。

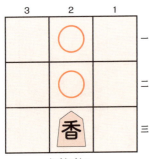

香（香車）

好きなだけまっすぐ動かせます。後ろには戻れません。

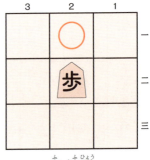

歩（歩兵）

上に1マス進めます。

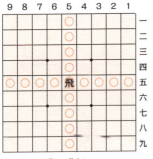

飛（飛車）

縦と横を十字に好きなだけ動かせます。

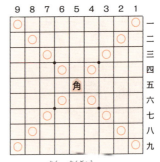

角（角行）

斜めに自由に動かせます。

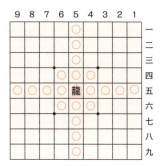

龍（龍王）
りゅうりゅうおう

飛が成った駒。飛の動きに加えて、飛の範囲に１マス動かすことができます。

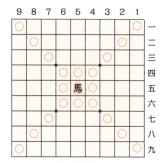

馬（竜馬）
うまりゅうま

角が成った駒。角の動きに加えて、となりに１マス動かすことができます。

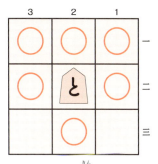

と（と金）
きん

歩が成った（※）駒。金と同じ動かし方をします。

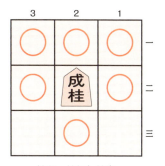

成桂・成香・成銀
なりけい　なりきょう　なりぎん

桂・香・銀が成った駒。金と同じ動かし方をします。

※駒が敵陣に入ったときに、動き方が変わること。

符号の見方を知る

問題の解答例には、駒を動かす位置を示す「符号」が使われます。符号の基本的な読み方と、特別な符号の表記を知りましょう。

基本の
符号

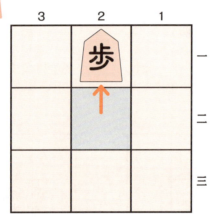

符号は、「算用数字」＋「漢数字」＋「駒の名前」で表記されます。

例 **2一歩**：横の数字、縦の漢数字のマスに歩が動く。

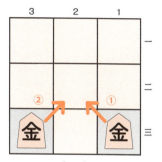

右・左

同じマスに、右左同じ駒
が動くことができるとき。

例 ①２二金右、②２二金左

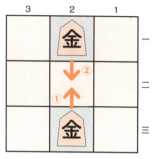

上・引

同じマスに、上下同じ駒
が動くことができるとき。

例 ①２二金上、②２二金引

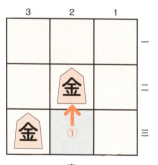

直

金・銀が２枚以上横に並
んでいるとき。

例 ①２二金直

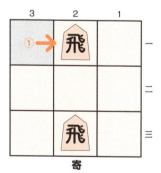

寄

同じマスに同じ駒が横に
動くとき。

例 ①２一飛寄

特別な
符号

15

本書の使い方

問題
ページ

問題の難易度です。

最短でゴールに辿り着ける手数です。これより手数が多くてもゴールできれば正解です。

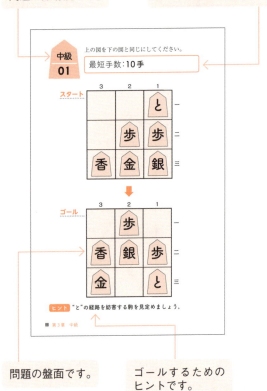

問題の盤面です。

ゴールするためのヒントです。

第2章から、将棋パズルの問題が始まります。問題は難易度別に構成しています。各章の最後に解答例・解説のページを設けました。問題を解き終わったら、見てみましょう。

解答例
・解説
ページ

最短手数でゴールするための手順です。この手順でなくても、ゴールできれば正解です。

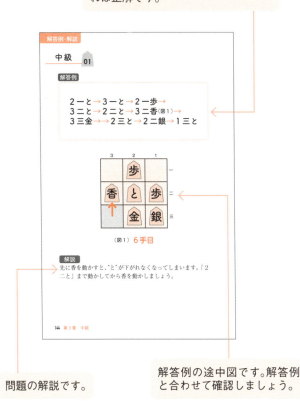

解答例・解説

中級 01

解答例

2 一と → 3 一と → 2 一歩 →
3 二と → 2 二と → 3 二香（図1）→
3 三金 → 2 三と → 2 二銀 → 1 三と

（図1）**6手目**

解説
先に香を動かすと、"と"が下がれなくなってしまいます。「2二と」まで動かしてから香を動かしましょう。

144 第3章 中級

問題の解説です。

解答例の途中図です。解答例と合わせて確認しましょう。

将棋パズルで身につく力

将棋パズルは、楽しみながら考えることができるものです。

正解に辿り着くまでに**「集中力」「やり抜く力」「粘り強さ」**が身につきます。また、どんどん解ける度に**「自信」**もつくでしょう。

何より解いた後の「やった!」「できた!」という爽快感が得られます。

本将棋でも、簡単に勝てる相手と対局してもあまり喜びは得られません。強い相手と対局し、難しい局面で「うーん……」と悩みながら脳をフル回転させ、ようやく「一手」が見つかります。そうやって**見つけ出した「一手」の積み重ねで勝てたとき、嬉しさや達成感が得られるのです。**

本書のパズルは、だんだんと難易度が上がっていきます。それにつれ、考えこむことが多くなっていくでしょう。でも考えれば考えたほどに、答えに辿り着いたときの喜びは大きいものです。そしてそれを繰り返すことで**「頭の回転」**も速くなっていくでしょう。本書を通して、ぜひ「楽しく」考える力を鍛えてもらえれば、著者としてこの上ない喜びです。

第2章

ウォーミングアップ・初級

この章では、駒の動きを覚えるための「ウォーミングアップ」と初心者向けの「初級」の2種類の問題があります。順番に解いていけば、駒の動きに親しむことができ、初心者でも「将棋パズル」の楽しみ方がわかるでしょう。

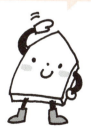

左の図を右の図と同じにしてください。

最短手数：**2 手**

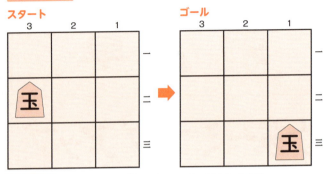

ヒント　玉の動きを確認しましょう（P.11 参照）。

左の図を右の図と同じにしてください。

最短手数：**4 手**

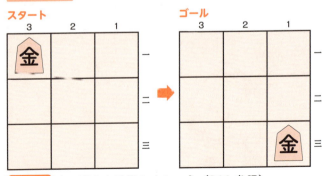

ヒント　金の動きを確認しましょう（P.11 参照）。

左の図を右の図と同じにしてください。

最短手数：**2手**

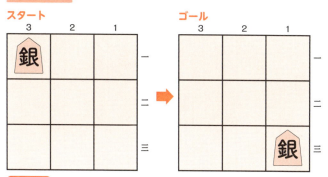

スタート　　　　　　　　　　　ゴール

ヒント 銀の動きを確認しましょう（P.11参照）。

左の図を右の図と同じにしてください。

最短手数：**2手**

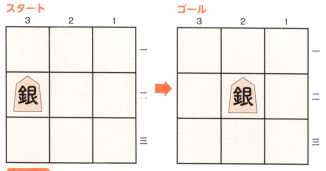

スタート　　　　　　　　　　　ゴール

ヒント 銀の動きを確認しましょう（P.11参照）。

ウォーミング
アップ
05

左の図を右の図と同じにしてください。

最短手数：**1手**

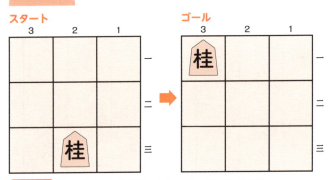

ヒント 桂の動きを確認しましょう（P.11 参照）。

ウォーミング
アップ
06

左の図を右の図と同じにしてください。

最短手数：**1手**

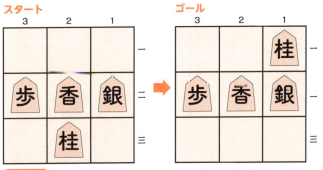

ヒント 桂の動きを確認しましょう（P.11 参照）。

左の図を右の図と同じにしてください。

最短手数：1手

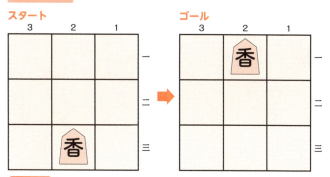

ヒント 香の動きを確認しましょう（P.12参照）。

左の図を右の図と同じにしてください。

最短手数：2手

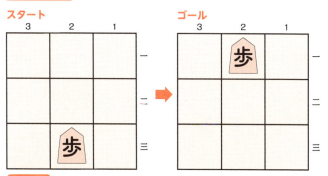

ヒント 歩の動きを確認しましょう（P.12参照）。

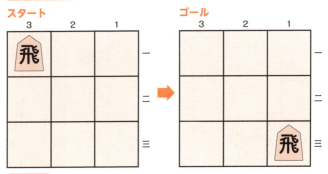

ウォーミング
アップ
09

左の図を右の図と同じにしてください。

最短手数：**2手**

スタート

ゴール

ヒント 飛の動きを確認しましょう（P.12 参照）。

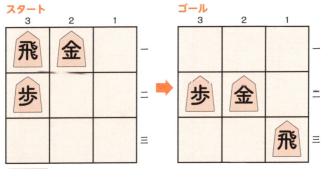

ウォーミング
アップ
10

左の図を右の図と同じにしてください。

最短手数：**3手**

スタート

ゴール

ヒント 飛が一気に進めるように道を作りましょう。

左の図を右の図と同じにしてください。

最短手数：**1手**

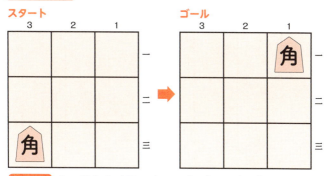

ヒント 角の動きを確認しましょう（P.12 参照）。

左の図を右の図と同じにしてください。

最短手数：**2手**

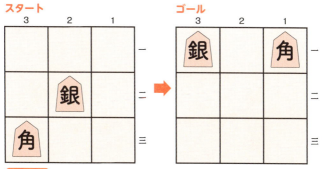

ヒント 角が一気に進めるように道を作りましょう。

左の図を右の図と同じにしてください。

最短手数：**2手**

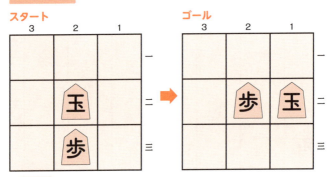

ヒント　まずは歩が動けるマスを作りましょう。

左の図を右の図と同じにしてください。

最短手数：**2手**

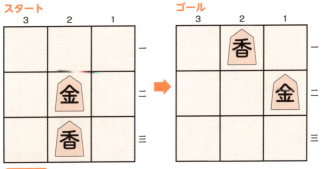

ヒント　香が動けるようにしましょう。

初級 03

左の図を右の図と同じにしてください。

最短手数：2手

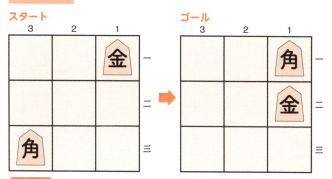

スタート

ゴール

ヒント 金が角のゴール地点を邪魔しています。

初級 04

左の図を右の図と同じにしてください。

最短手数：2手

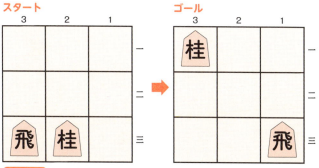

スタート

ゴール

ヒント 飛を大きく動かすには、どうすればいいかを考えましょう。

初級
05

左の図を右の図と同じにしてください。

最短手数：4手

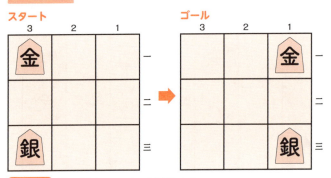

ヒント 銀の動きに工夫が必要です。

初級
06

左の図を右の図と同じにしてください。

最短手数：3手

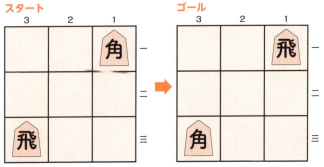

ヒント 上手く動かせば、角の移動を1手で済ませることができます。

左の図を右の図と同じにしてください。

最短手数：3手

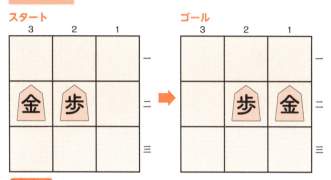

ヒント 歩は後ろに下がれません。

左の図を右の図と同じにしてください。

最短手数：4手

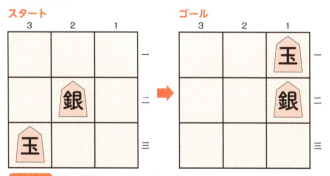

ヒント 銀は真横には動けません。

初級 09

左の図を右の図と同じにしてください。

最短手数：5手

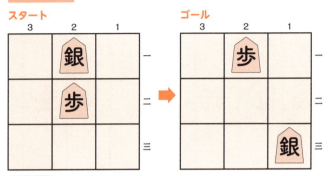

ヒント 銀の動きに工夫が必要です。

初級 10

左の図を右の図と同じにしてください。

最短手数：5手

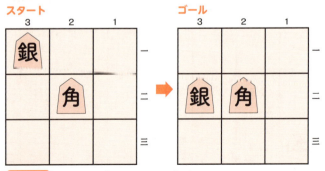

ヒント 銀は下に動くことはできません。

初級 11

左の図を右の図と同じにしてください。

最短手数：4手

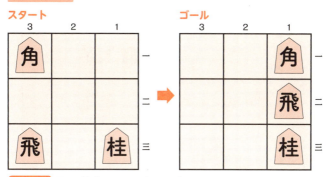

ヒント　飛の効率のいい動かし方は？

初級 12

左の図を右の図と同じにしてください。

最短手数：3手

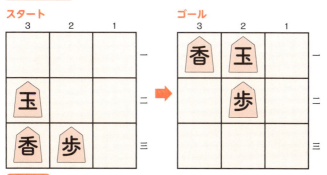

ヒント　まずは香を動かせるようにしましょう。

初級
13

左の図を右の図と同じにしてください。

最短手数：4手

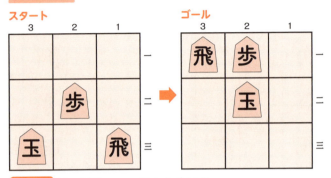

ヒント 飛の効率のいい動かし方は？

初級
14

左の図を右の図と同じにしてください。

最短手数：4手

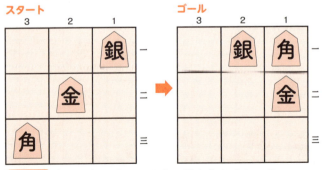

ヒント 角が一気に進めるように道を作りましょう。

左の図を右の図と同じにしてください。

最短手数：**4手**

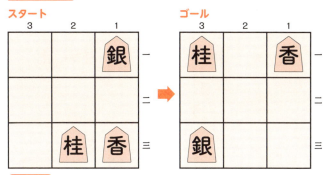

スタート　　　　　　　　　　ゴール

ヒント 桂の動きを思い出しましょう（P.11 参照）。

左の図を右の図と同じにしてください。

最短手数：**6手**

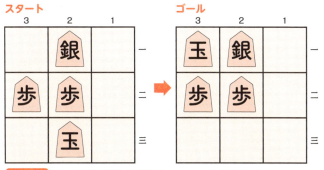

スタート　　　　　　　　　　ゴール

ヒント 玉の移動経路を邪魔している駒があります。

初級
17

左の図を右の図と同じにしてください。

最短手数：5手

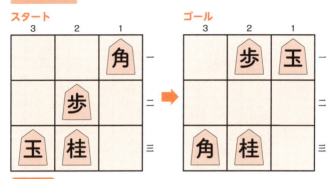

ヒント 動かす必要のない駒が1つあります。

初級
18

左の図を右の図と同じにしてください。

最短手数：5手

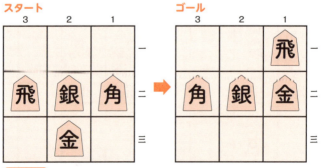

ヒント 飛の最短ルートを考えてみましょう。

初級
19

左の図を右の図と同じにしてください。

最短手数：5手

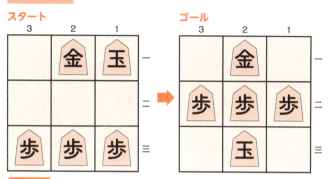

ヒント 玉を上手に下段へ潜りこませましょう。

初級
20

左の図を右の図と同じにしてください。

最短手数：6手

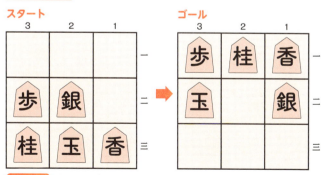

ヒント 駒を下げる手が、1手だけあります。

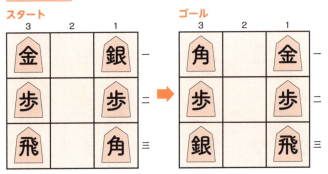

初級 21

左の図を右の図と同じにしてください。

最短手数：6手

ヒント 角と飛を大きく動かすと、手数の短縮につながります。

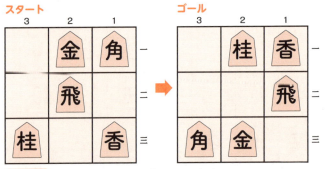

初級 22

左の図を右の図と同じにしてください。

最短手数：7手

ヒント 飛が横に行ったり来たりします。

初級
23

左の図を右の図と同じにしてください。

最短手数：7手

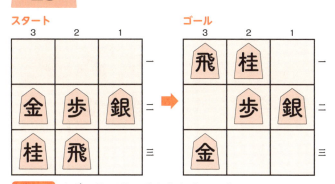

ヒント まずは飛が通る道を作りましょう。

初級
24

左の図を右の図と同じにしてください。

最短手数：8手

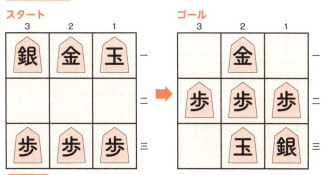

ヒント 真ん中の歩を動かすタイミングが重要です。

初級
25

左の図を右の図と同じにしてください。

最短手数：**7手**

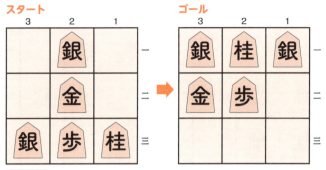

ヒント　歩を動かす順番を間違えると、行き詰まってしまいます。

初級
26

左の図を右の図と同じにしてください。

最短手数：**9手**

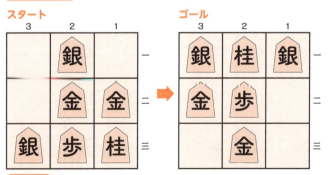

ヒント　最初にどちらの銀を動かすのかを考えましょう。

左の図を右の図と同じにしてください。

最短手数：**9手**

スタート

3	2	1	
歩		金	一
	角		二
玉	歩		三

➡

ゴール

3	2	1	
歩	歩		一
金	角		二
		玉	三

ヒント 2三の歩を動かすには、角を移動させなければいけません。

左の図を右の図と同じにしてください。

最短手数：**9手**

スタート

3	2	1	
銀			一
金			二
飛	歩	と	三

➡

ゴール

3	2	1	
飛			一
銀	歩		二
金		と	三

ヒント 飛の通り道を作る際、銀を3二に行けるように工夫するといいでしょう。

初級
29

左の図を右の図と同じにしてください。

最短手数：**9手**

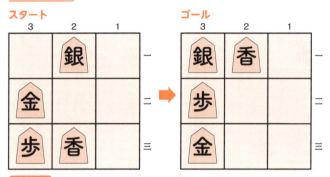

スタート

3	2	1
	銀	
金		
歩	香	

ゴール

3	2	1
銀	香	
歩		
金		

ヒント 香を大きく使いましょう。

初級
30

左の図を右の図と同じにしてください。

最短手数：**9手**

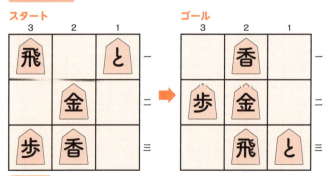

スタート

3	2	1
飛		と
	金	
歩	香	

ゴール

3	2	1
	香	
歩	金	
	飛	と

ヒント 金をどこに移動してから飛と香を動かせばいいか
を考えましょう。

左の図を右の図と同じにしてください。

最短手数：9手

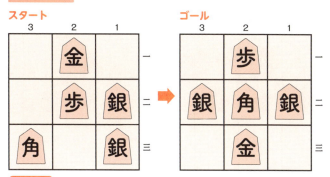

金をどちら側から下へ移動するのがいいか、考えましょう。

左の図を右の図と同じにしてください。

最短手数：7手

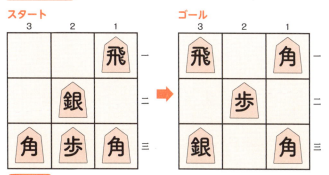

ヒント 角と銀を、上手くすれ違わせて移動させる必要があります。

初級 33

左の図を右の図と同じにしてください。

最短手数：**7手**

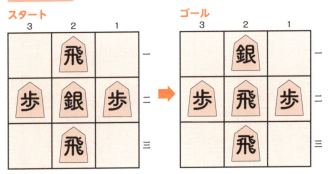

スタート

ゴール

ヒント 2二の銀が立ち往生しないように、気をつけましょう。

初級 34

左の図を右の図と同じにしてください。

最短手数：**8手**

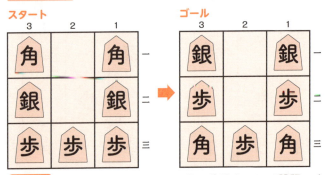

スタート

ゴール

ヒント 角をどのようにして、下段へ移動するかが問題です。

左の図を右の図と同じにしてください。

最短手数：**9手**

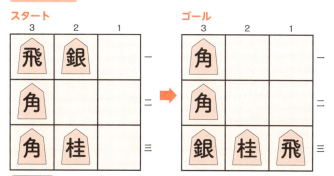

ヒント 飛の動かし方に、工夫が必要です。

左の図を右の図と同じにしてください。

最短手数：**9手**

ヒント 飛の動かし方に、工夫が必要です。

初級 37

左の図を右の図と同じにしてください。

最短手数：**8手**

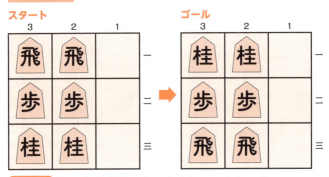

ヒント 飛を大きく動かす工夫をしてみましょう。

初級 38

左の図を右の図と同じにしてください。

最短手数：**7手**

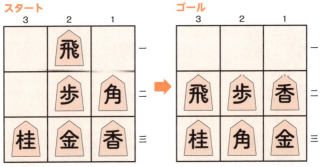

ヒント 動かせない駒がたくさんあるので、それ以外の駒を動かして、移動できるスペースを作りましょう。

左の図を右の図と同じにしてください。

最短手数：9手

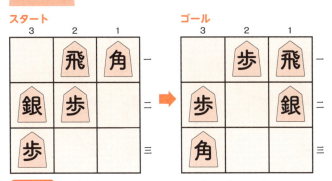

ヒント まずは角が動かせる形を目指しましょう。

左の図を右の図と同じにしてください。

最短手数：7手

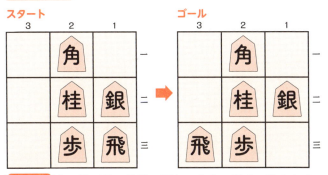

ヒント 角と銀が元の位置に戻れるように斜めに動かします。

初級
41

左の図を右の図と同じにしてください。

最短手数：7手

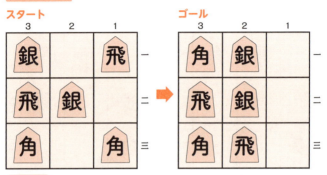

ヒント 角を3一へ配置するにはどうすればいいのか、それが解決のヒントです。

初級
42

左の図を右の図と同じにしてください。

最短手数：8手

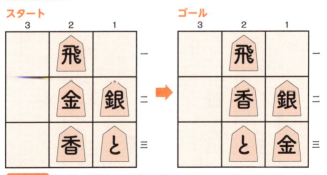

ヒント "と"の移動に手数を費やさないようにしましょう。

左の図を右の図と同じにしてください。

最短手数：8手

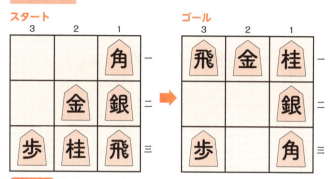

ヒント 移動しない駒が2つあります。

左の図を右の図と同じにしてください。

最短手数：8手

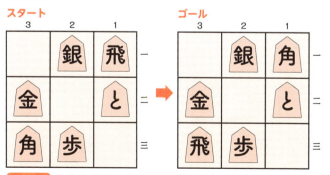

ヒント 動かす必要のない駒を見極めましょう。

左の図を右の図と同じにしてください。

最短手数：**9手**

スタート

3	2	1
		金
銀		
飛	歩	角

ゴール

3	2	1
角	銀	
金	歩	飛

ヒント 飛と金が上手くすれ違うような順を辿りましょう。

左の図を右の図と同じにしてください。

最短手数：**8手**

スタート

3	2	1
歩	歩	銀
飛	馬	香

ゴール

3	2	1
		香
歩	歩	
馬	銀	飛

ヒント 歩は動かせません。

初級 47

左の図を右の図と同じにしてください。

最短手数：**9手**

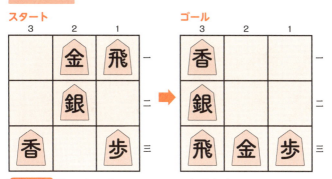

ヒント　飛は少なくとも、３回以上動きます。

初級 48

左の図を右の図と同じにしてください。

最短手数：**8手**

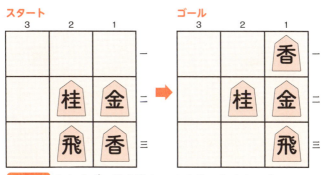

ヒント　ひとまず、香を動かせるようにしましょう。

初級 49

左の図を右の図と同じにしてください。

最短手数：**9手**

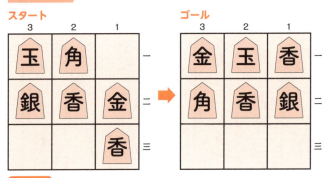

ヒント 玉は3回動きます。

初級 50

左の図を右の図と同じにしてください。

最短手数：**8手**

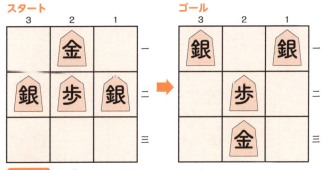

ヒント まずは金から動かしましょう。

左の図を右の図と同じにしてください。

最短手数：7手

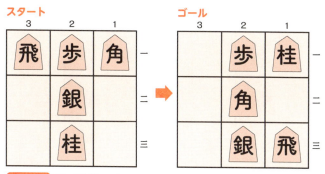

ヒント　飛が移動できるルートをイメージしてみましょう。

左の図を右の図と同じにしてください。

最短手数：5手

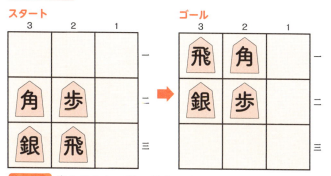

ヒント　歩を動かしてはいけません。

初級
53

左の図を右の図と同じにしてください。

最短手数：**8手**

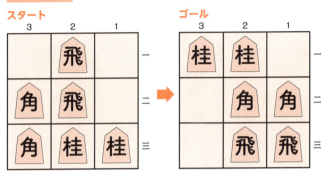

ヒント 最短で行くには、角の移動経路に飛を配置しないことが肝要です。

初級
54

左の図を右の図と同じにしてください。

最短手数：**9手**

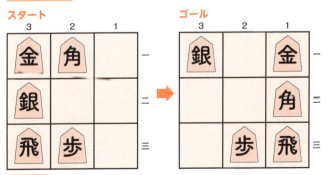

ヒント 角は3回動かします。

解答例

２二玉１三玉

解説

玉は周りのマスすべてに動くことができます。２三玉→１三玉のルートで動いても、最短手数で正解になります。

解答例

２一金→２二金→１二金→１三金

解説

金は真横に動けるので、２一金→１一金と横に動いてから、１二金→１三金と下がっても正解です。今回は階段のように下がるのを解答例にしました。

解答例

2二銀→1三銀

解説

銀は斜めに下がることができるのが特徴です。2手で右下まで動かすことができます。

解答例

2三銀→2二銀

解説

銀は真横に動くことができません。一度斜めに下がり、上に移動することで対応しましょう。3一銀→2二銀と、上がってから、斜めに下がるのも OK です。

解答例

3一桂

解説

桂は将棋の駒の中でも、変則的な動きをする駒です。将棋パズルでは3×3のマス目のため、 1回動かすと次に移動できる場所がなくなります。長い手数になると「動かすタイミング」が重要になる問題もあります。

解答例

1一桂

解説

間に駒が存在していても跳び越えることができるのが、桂の特徴です。他の駒にはない、桂ならではの動きです。

解答例

2一香

解説

香は動けるマス目があれば、2マス一気に進むことができる駒です。よってこの問題は、1手でゴール地点に辿り着くことが可能です。

解答例

2二歩→2一歩

解説

歩は前に1マスだけ進める駒です。地道に1マスずつ動かしましょう。

解答例

１一飛→１三飛

解説

飛は縦と横に好きなだけ動くことができます。３三飛→１三飛の手順も最短手数で正解です。

解答例

２二金→１一飛→１三飛

解説

飛は縦と横に一気に進むことができます。ただし、駒を跳び越えることはできません。そのため、まずは２二金と下がって、飛が横に動ける道を作るのがポイントです。

ウォーミングアップ 11

解答例

1一角

解説

角は斜めに大きく進むことができます。

ウォーミングアップ 12

解答例

3一銀 → 1一角

解説

角は斜めに一気に進むことができますが、駒を跳び越えることはできません。初手に3一銀と上がって、角が動けるようにしましょう。

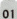

解答例

1 二玉→2 二歩

解説

玉は周りのマスすべてに動くことができます。玉を真横に動かして、空いた2二に歩を進めて完成です。

解答例

1 二金→2 一香

解説

香は駒を跳び越えることはできません。まず金を横に移動させてから、香を一気に進めましょう。

初級 03

解答例

１二金 → １一角

解説

角を１一へ移動させたいのですが、金がいるので、下準備が必要です。初手に１二金と下に動かせば、角が移動できるようになります。

初級 04

解答例

３一桂 → １三飛

解説

飛を最初に動かすと、４手以上になってしまいます。初手に３一桂と動かせば、スムーズに飛を移動させることができます。

解答例

２一金 → １一金 → ２二銀 → １三銀

解説

金をまず横に移動させます。銀は真横には動けないので、真ん中に上がってから右下へ移動します。

解答例

１三飛 → ３三角 → １一飛

解説

飛と角の位置を入れ換えることがテーマです。飛を一気に右（上でも OK）に動かしてから、空いたマスに角を大きく動かすと、短い手数でゴールに辿り着きます。

初級 07

解答例

２一金 → １一金 → １二金

解説

歩の周りを金が動く問題です。歩は動かさず、金のみ動かします。初手から３三金→２三金→１二金という手順も正解です。

初級 08

解答例

１三銀 → １二銀 → ２二玉 → １一玉

解説

銀は真横に動くことができないので、工夫が必要です。解答例の他には、２一銀→１二銀という手順も最短手数で正解です。

解答例

1二銀 → 2一歩 → 2三銀 → 2二銀 →
1三銀

解説

銀をいきなりゴールの場所に動かすことは不可能です。途中
で歩を移動して、2二銀に配置しないと、1三のマスに銀が
到達できません。4手目で2二銀まで進んでいれば、他の手
順でも最短手数で正解できます。

解答例

1一角 → 2二銀 → 2一銀 → 3二銀 →
2二角

解説

まずは銀を移動させないといけないので、銀の動きを妨害し
ている角を動かしましょう。銀を3二まで移動できれば、あ
とは角をスタートの位置に戻して、解決です。

初級　11

解答例

3二飛 → 1二飛 → 2二角 → 1一角

解説

飛と角を動かす順番は、反対でも構いません。桂を動かさないのがポイントです。

初級　12

解答例

2一玉 → 3一香 → 2二歩

解説

玉を動かして香が移動できるようにすれば、視界が開けます。初手から2二歩 → 2一玉の順番でも OK です。

解答例

１一飛 → ３一飛 → ２一歩 → ２二玉

解説

飛を大きく動かすことが、最短でゴールするコツです。初手から飛以外を２一歩→２二玉と動かし、３三飛→３一飛と後から飛を動かす手順も４手で正解です。

解答例

１二金 → ２二銀 → ２一銀 → １一角

解説

銀は真横に動けないので、一度斜めに下がる必要があります。斜め下には金があり、スタートからすぐには下がれないので、そのマスを確保するために先に金を動かします。

初級 15

解答例

２二銀 → ３三銀 → １一香 → ３一桂

解説

銀を左下に移動してから、空いているマスに香を大きく動か
します。桂は、ぴょんと跳ねるような動きをします。もう身
につきましたか？

初級 16

解答例

１二玉 → １一玉 → １二銀 → ２一玉 →
３一玉 → ２一銀

解説

玉を３一へ運ぶには、まず銀を動かさないといけません。２
一の銀を一度引く手が必要になります。

解答例

2一歩 → 2二玉 → 1二玉 → 3三角 →
1一玉

解説

角を3三へ下げたいのですが、玉と歩がいるので、最初は動かせません。それらの駒を移動させて、角が3三へ行くルートを作ってあげましょう。

解答例

3一飛 → 1一飛 → 2一角 → 3二角 →
1二金

解説

飛は大きく動いたほうが手数が少なくなるので、3一飛→1一飛という経路を進みます。角と金はどちらから動かしても問題ありません。

初級 19

解答例

３二歩→１二玉→２二歩→２三玉→
１二歩

解説

先にすべての歩を二段目まで進めてしまうと、玉を下に動かせなくなってしまいます。３二歩→２二歩と２枚に留めてから、２三の位置に玉を潜らせるのがポイントです。

初級 20

解答例

１一香→１三銀→１二銀→２一桂→
３一歩→３二玉

解説

それぞれの駒をゴール地点目掛けて前に進めます。しかし、銀だけは、香を１一に動かした後から移動させないと、１二に進めることができません。

解答例

２一金 → ３一角 → １三飛 → ２二銀 →
１一金 → ３三銀

解説

角を一気に動かすために、まずは金を２一に動かしておきます。角が３一に移動できれば１三に空間ができるので、飛を一気に動かせます。そのあと、金と銀をゴールの位置に動かして完成です。

解答例

３二飛 → ２二金 → ２三金 → ２一桂 →
３三角 → １一香 → １二飛

解説

まずは、角を３三へ移動するためのルートを確保しなければいけません。飛を左に動かし、金と桂をゴール地点に配置すれば、角の道が開けます。

初級 23

解答例

１三飛 → ２一銀 → １一飛 → １二銀 →
３一飛 → ２一桂 → ３三金

解説

飛の通り道を作る必要があります。ただし、金を下げることも考えないといけないので、３三飛→３一飛という経路では効率が悪いです。よって、反時計回りに飛を動かす方が金の移動が楽になります。１三飛→１一飛→３一飛と動かせば、ゴールが見えてきます。

初級 24

解答例

３二歩 → ２二玉 → １二歩 → ３三玉 →
２二銀 → １三銀 → ２二歩 → ２三玉

解説

真ん中の歩を先に動かしてしまうと、銀が移動できなくなります。ゆえに、先に銀と玉を下段に移動させてから、２二歩と動かしましょう。最後に玉を２三に移動して完成です。

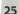

解答例

１二銀→１一銀→２一桂→３二銀→
３一銀→３二金→２二歩

解説

歩を優先的に動かしてしまうと、３三の銀が移動できなくなります。歩のような後戻りできない駒は、後回しにするほうが賢明です。

解答例

３二銀引→２一桂→３一銀→
３二金→２二銀上→１一銀→
２二歩→１三金→２三金

解説

初手から３二銀上→３一銀と動かすと、２一の銀を１一へ移動させることが難しくなります。よって、２一の銀を３一へ移動させることがポイントになります。

初級 27

解答例

> 1三角 → 2二歩 → 2一歩 → 1二金 →
> 2二金 → 3二金 → 2二角 → 2三玉 →
> 1三玉

解説

歩を動かすために、角をどこかに移動させる必要があります。玉・角・金の移動手順は順不同で、他にも複数の正解手順があります。

初級 28

解答例

> 2二銀 → 2一銀 → 2二金 → 3一飛 →
> 3二金 → 3三金 → 3二銀 → 2二歩 →
> 2三と

解説

飛を1手で3一へ移動するために、金・銀を2筋へ動かしておきます。ただしその際、銀を2一に配置しておくことがポイントです。そうすることで、後にスムーズな手順で銀をゴール地点に動かすことができます。

解答例

> 1二銀 → 2一香 → 2二金 → 3二歩 →
> 2三金 → 3三金 → 1一銀 → 2二銀 →
> 3一銀

解説

初手から、2二金→3二銀→3一銀→3二歩→1二金→2一香→2二金→2三金→3三金という手順でも、9手でゴールできます。いずれの順も、香を2一まで動かしていることに注目してください。

 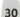

解答例

> 3二飛 → 1二金 → 2一香 → 2二飛 →
> 3二歩 → 2三飛 → 2二金 → 1二と →
> 1三と

解説

飛は3二→2二→2三の経路が最も効率的です。その道を妨害しないために、金を1二に配置しておくことがポイントです。なお、初手から1二と→1三とを優先しても、9手でゴールできます。

初級 31

解答例

3一金→3二金→2一歩→2二金→
2三銀→3二銀→2三金→1二銀→
2二角

解説

金は左側から下へ移動する方が効率がいいので、まずは3一金→3二金と動かします。その後は、それぞれの駒をゴール地点に運びましょう。他の手順でも9手でゴールできます。

初級 32

解答例

2一飛→3一銀→1一角→2二銀→
3三銀→3一飛→2二歩

解説

銀を3三へ配置することが目標ですが、角が邪魔をしているので、まずはそれをゴール地点に運ぶことを優先しましょう。したがって、まずは2一飛→3一銀の2手でそれを実現させましょう。それから銀を3三に移動させます。

解答例

3三飛→1三銀→2三飛引→
2二銀→2一銀→2二飛→2三飛寄

解説

銀は最終的に2一に配置するのですが、初手から1一飛→2一銀と率直にそれをしてしまうと、上の飛が下段へ移動できなくなります。よって、まず2一の飛を下段に移動させてから、銀を2一に配置しましょう。

解答例

2二角左→3一銀→3二歩→
3三角→2二角引→1一銀→
1二歩→1三角

解説

角を1手で下段へ移動しようとすると、どちらかの銀が隅へ配置できなくなり、泥沼にハマります。2枚の銀を隅に動かすことを優先することがポイントです。

初級 35

解答例

> ２三角 → ３二金 → ２二金 →
> ３二角引 → ３一飛 → ２一角 →
> ３三飛 → ３二角上 → １三飛

解説

飛と金を下へ移動しなければいけませんが、２枚の角がそれを妨げています。飛の移動手順は３一→３三→１三が最短なので、そのルートを確保しましょう。

初級 36

解答例

> １二銀 → ２一飛 → ２二角 → ３一角 →
> １一銀 → ２二銀 → ３三銀 → １一飛 →
> １三飛

解説

飛をゴール地点である１三へ移動するには、１一→１三という経路が最短です。しかし、いきなり飛を１一に配置すると、銀の移動に手数を費やしてしまいます。よって、銀を３三へ移動してから飛をゴール地点に運んであげましょう。

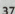

解答例

1一飛→1三飛→1一飛寄→
2一桂→3一桂→3三飛→
1三飛引→2三飛右

解説

桂を動かすために、まずは2枚の飛を1筋に移動させましょう。この際、飛を大きく動かすと、手数を短縮することができます。桂を移動できれば、ゴールが見えてきますね。

解答例

3一飛→2一角→1二香→1三金→
3二角→2三角→3二飛

解説

金を動かすには香を移動する必要があり、そのためには角を動かす必要があり……と、移動しなければいけない駒を順に辿っていけば、答えが分かったも同然です。

初級 39

解答例

3一飛→2三銀→3二飛→2一歩→1二飛→3二歩→3三角→1一飛→1二銀

解説

歩を移動させないと、角が動けません。よって、まずは歩が移動できるように、飛と銀を動かして歩が進めるスペースを作りましょう。飛を右辺へ移動できれば、ようやく角を動かせるようになりますね。

初級 40

解答例

3二角→2一銀→1一飛→1二銀→3一飛→2一角→3三飛

解説

銀を移動させないと飛が動かせないのですが、銀は斜めにしか動けません。そのため、初手は角を動かさないといけません。飛の移動経路を妨害している角と銀を上手に動かせば、道は開けます。

解答例

２一飛→１一銀→２三飛→
２二銀左→２一銀→３一角→２二銀

解説

角を３一へ配置するには、１三の角を運ぶのが、最も効率的です。よって、角の移動を妨げている２枚の銀を移動させ、角のルートを作ってあげることが先決です。

解答例

１一飛→２一銀→１二金→２二香→
２三と→１三金→１二銀→２一飛

解説

初手から３二金→２二香→３三金……という手順でもゴールには辿り着けますが、それでは９手になってしまいます。"と"の移動を１手で済ませるために、金は１二→１三という手順を踏む方が、効率がいいです。

初級 43

解答例

2一金→2二角→1一桂→2三飛→
1三角→2二飛→3二飛→3一飛

解説

銀が最初からゴールの場所に配置されているので、これを動かさないように進めるのが最短でゴールするコツです。なお、初手は3二金でも8手でゴールできます。

初級 44

解答例

3一金→1三と→1二飛→1一角→
3二飛→3三飛→1二と→3二金

解説

解答手順は複数ありますが、銀と歩を動かさない方法が最も効率が良いです。

解答例

2一金 → 3一金 → 2一銀 → 3二飛 →
1二飛 → 3二金 → 3三金 → 3一角 →
1三飛

解説

歩が動かせないので、金と飛の移動が大変です。金を3一に配置してから飛を1三に移動すると、迂回することなく、最短手数でゴールに辿り着くことができます。

解答例

2一銀 → 1一香 → 1二馬 → 1三飛 →
2三馬 → 1二銀 → 3三馬 → 2三銀

解説

まずは香を1一へ動かすために、銀を2一へ上げる手がポイントです。

初級　47

解答例

３一香 → ３三銀 → １二飛 → ２二飛 →
２三飛 → ３二銀 → ２二金 → ３三飛 →
２三金

解説

まずは飛・金・銀を左側へ移動させるために、３一香と動かし、空間を作ります。ゴールに辿り着くには様々な手順がありますが、飛を小刻みに動かすと、金・銀が動かしやすいので効率のいい駒運びができます。

初級　48

解答例

２一金 → ３一金 → ３二金 → ３三金 →
１一香 → １三飛 → ２三金 → １二金

解説

金を反時計回りにくるっと回転させ、他の駒を動かしましょう。

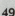

解答例

> ２三銀→３二角→２一玉→１一玉→
> ２一金→３一金→２一玉→１一香→
> １二銀

解説

金を３一へ運ぶには、まず角と玉を動かさないといけません。そして、角を動かすためには、３二の銀を移動する手が必要になります。香は一度動かすとやり直しができないので、後回しにするほうが賢明です。

解答例

> １一金→２一銀右→１二金→
> １三金→２三金→１二銀→１一銀→
> ３一銀

解説

金を下へ運ぶには、まず銀を動かさないといけません。どちらかの銀を斜めに動かして、金が移動できる経路を作ってあげましょう。２枚の銀を両方とも直進してしまうと、金が立ち往生してしまうので、注意しましょう。

初級 51

解答例

１三銀 → １二銀 → ２二角 → １一桂 →
３三飛 → １三飛 → ２三銀

解説

飛をゴール地点である１三へ移動したいのですが、３三飛→
１三飛という経路を通ろうとすると、桂が邪魔をしています
ね。桂を動かすには角を、角を動かすには銀を……と動かす
必要のある駒を辿っていくと、正解に辿り着けます。

初級 52

解答例

１三飛 → １一飛 → ３一飛 → ２一角 →
３二銀

解説

角や銀の移動を優先させると、飛を３一へ配置しにくくなっ
てしまいます。飛の移動から行えば容易にゴールに辿り着け
ます。

解答例

３一桂 → １一飛 → ２一桂 → １三飛 →
２三角 → １二角 → ２三飛引 → ２二角

解説

ゴールに行き着く手順はたくさんありますが、最短手数で行くのなら、工夫が必要になります。まずは桂を移動させ、飛角の収納スペースを確保します。飛を１三に配置してから角を１二に移動させれば、滞りなく駒を運ぶことができます。

解答例

１二角 → ２一金 → １一金 → ３一銀 →
２一角 → ３二飛 → １二飛 → １三飛 →
１二角

解説

飛が最もゴールの位置に運ぶのが難しい駒です。まずはこれを動かせるようにしましょう。角と銀が飛の可動域を狭めているので、飛を１三へ収納できるように動かしていくのがポイントです。

第3章

中級

中級では、最短で10〜19手でゴールできる問題を56問収録しています。初級までの問題と比べて、問題を解くために考え込む時間が増えてくるかもしれません。少しずつ難しくなりますが、自分のペースで楽しんでみましょう。

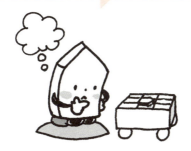

上の図を下の図と同じにしてください。

最短手数：10手

スタート

3	2	1	
		と	一
	歩	歩	二
香	金	銀	三

↓

ゴール

3	2	1	
	歩		一
香	銀	歩	二
金		と	三

ヒント "と"の経路を妨害する駒を見定めましょう。

上の図を下の図と同じにしてください。

最短手数：10手

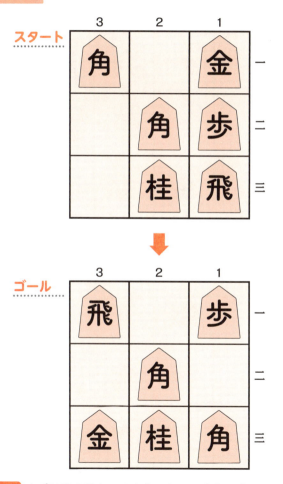

スタート

	3	2	1	
一	角		金	
二		角	歩	
三		桂	飛	

ゴール

	3	2	1	
一	飛		歩	
二		角		
三	金	桂	角	

ヒント まずは歩を動かせるようにしてみましょう。

上の図を下の図と同じにしてください。

最短手数：10手

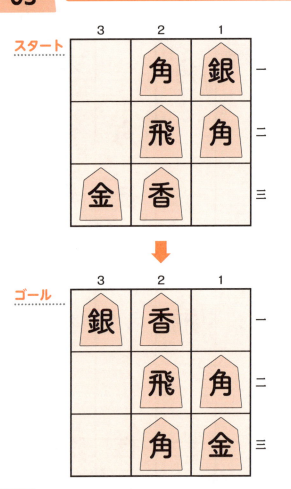

スタート

ゴール

ヒント 飛は縦に動きません。

上の図を下の図と同じにしてください。

最短手数：10手

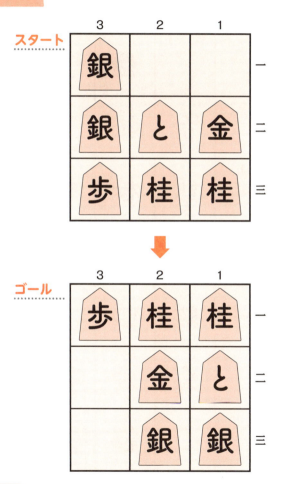

スタート

	3	2	1
一	銀		
二	銀	と	金
三	歩	桂	桂

ゴール

	3	2	1
一	歩	桂	桂
二		金	と
三		銀	銀

ヒント　桂を動かす方向を間違えないようにしましょう。

上の図を下の図と同じにしてください。

最短手数：10手

スタート

3	2	1	
	金		一
金	銀	玉	二
銀	桂	香	三

↓

ゴール

3	2	1	
銀	銀		一
金	金	香	二
	桂	玉	三

ヒント　玉の移動を簡潔に行いましょう。

上の図を下の図と同じにしてください。

最短手数：11手

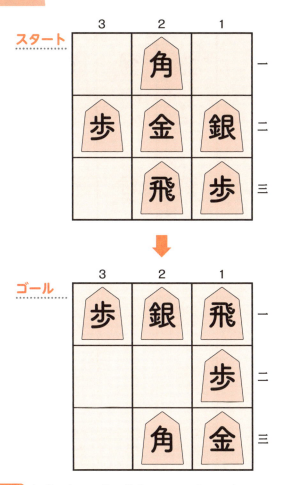

ヒント　まずは金を下段に移動させてみましょう。

上の図を下の図と同じにしてください。

最短手数：**11手**

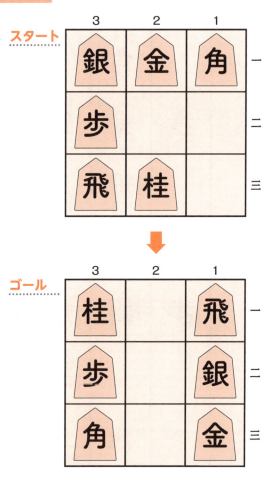

ヒント まずは飛が動けるように、邪魔な駒を移動させましょう。

上の図を下の図と同じにしてください。

最短手数：11手

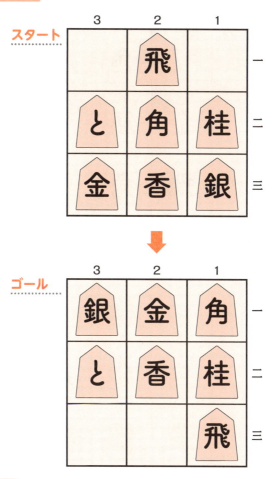

ヒント 香を移動すると、角の利きが封鎖されます。そこに注意しましょう。

上の図を下の図と同じにしてください。

最短手数：11手

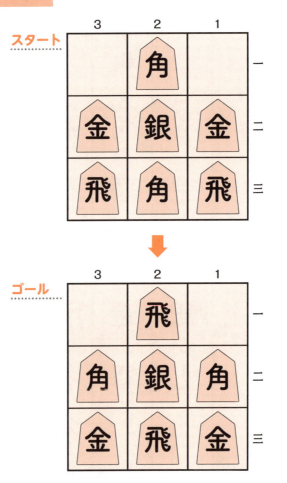

ヒント 角を上下運動させましょう。

上の図を下の図と同じにしてください。

最短手数：12手

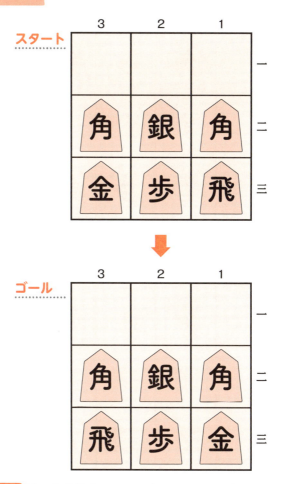

スタート

	3	2	1	
一			
二	角	銀	角
三	金	歩	飛

ゴール

	3	2	1	
一			
二	角	銀	角
三	飛	歩	金

ヒント 飛の移動経路をイメージしてみましょう。

上の図を下の図と同じにしてください。

最短手数：12手

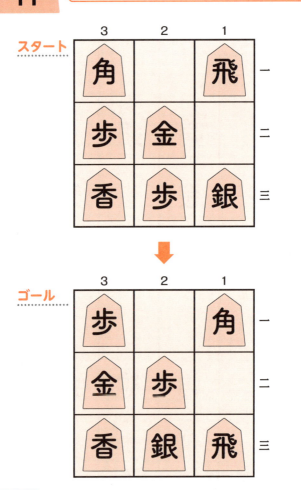

ヒント どうすれば銀が２三へ移動できるのかを考えましょう。

上の図を下の図と同じにしてください。

最短手数：13手

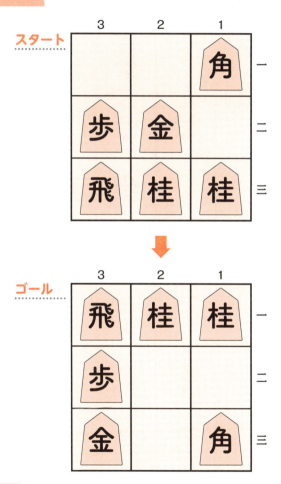

ヒント まずは、飛をゴールの位置へ動かしましょう。

上の図を下の図と同じにしてください。

最短手数：13手

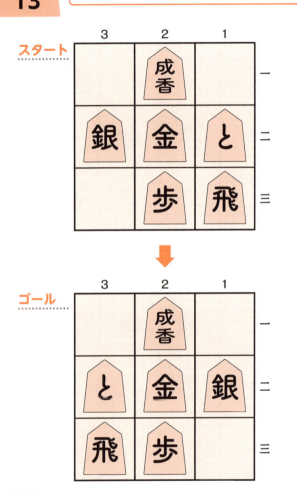

ヒント 飛を移動するには、何らかの駒を隅へ収納しなければなりません。

中級
14

上の図を下の図と同じにしてください。

最短手数：13手

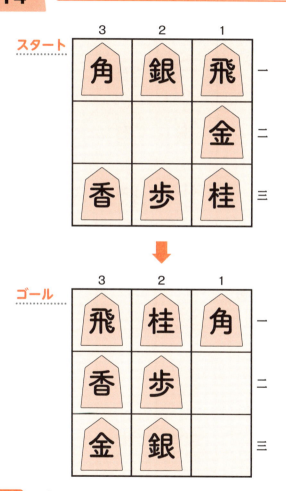

ヒント まずは飛を動かせる形にしてみましょう。

上の図を下の図と同じにしてください。

最短手数：13手

スタート

	3	2	1
一	飛	金	
二	銀	角	
三	歩	桂	香

ゴール

	3	2	1
一	桂		金
二	歩		香
三	飛	銀	角

ヒント 桂を3一に移動させることを優先してみましょう。

上の図を下の図と同じにしてください。

最短手数：13手

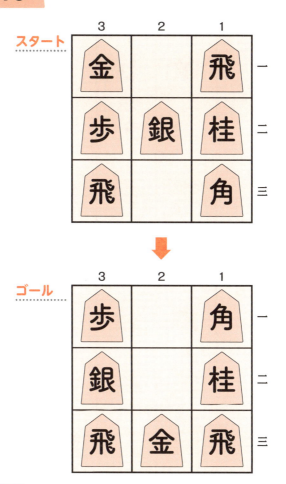

ヒント まずは銀をゴール地点である3二に移動するのを
目標にしましょう。

上の図を下の図と同じにしてください。

最短手数：13手

スタート

3	2	1
金	桂		一
金	飛		二
銀	歩	角	三

ゴール

3	2	1
角	桂	金	一
金	歩		二
飛		銀	三

ヒント まずは、角をゴール地点である3一へ収納させましょう。

中級
18

上の図を下の図と同じにしてください。

最短手数：13手

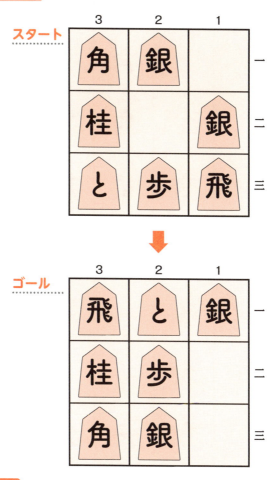

ヒント 歩を動かすと、角が移動できなくなります。

上の図を下の図と同じにしてください。

最短手数：13手

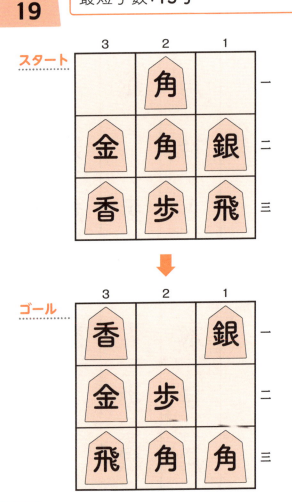

ヒント 一旦、金を上に移動させる必要があります。

上の図を下の図と同じにしてください。

最短手数：13手

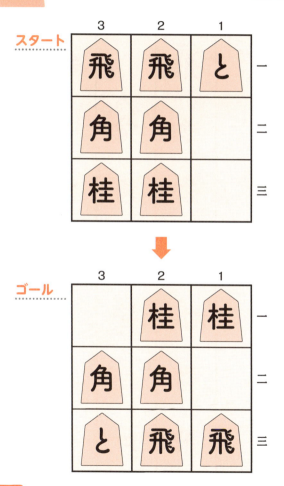

スタート

	3	2	1	
一	飛	飛	と	
二	角	角		
三	桂	桂		

ゴール

	3	2	1	
一		桂	桂	
二	角	角		
三	と	飛	飛	

ヒント 桂を動かす方向に注意しましょう。

上の図を下の図と同じにしてください。

最短手数：13手

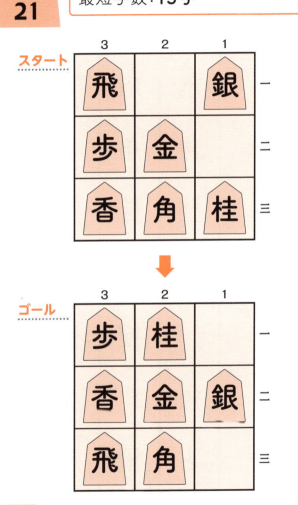

ヒント まずは飛を下段まで動かしましょう。

上の図を下の図と同じにしてください。

最短手数：13手

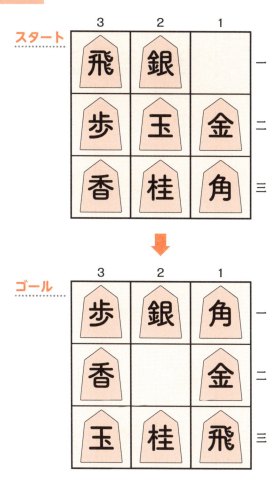

ヒント 角の移動は後回しにします。

上の図を下の図と同じにしてください。

最短手数：14手

スタート

	3	2	1	
一	金	角	飛	一
二	銀			二
三		桂	香	三

↓

ゴール

	3	2	1	
一	桂	金		一
二	銀		香	二
三		角	飛	三

ヒント 桂の移動は後回しにしましょう。

上の図を下の図と同じにしてください。

最短手数：14手

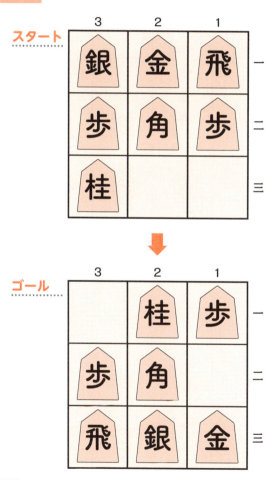

ヒント 角を移動させないと、飛・金・銀は下段へ行けません。

中級
25

上の図を下の図と同じにしてください。

最短手数：14手

スタート

	3	2	1
一			と
二	角	銀	角
三	金	桂	香

↓

ゴール

	3	2	1
一			香
二	角	銀	角
三	と	桂	金

ヒント まずは、"と"をゴール地点の３三まで移動させましょう。

上の図を下の図と同じにしてください。

最短手数：14手

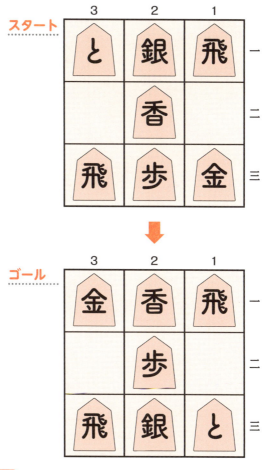

ヒント "と"を下げるルートを考えましょう。

上の図を下の図と同じにしてください。

最短手数：15手

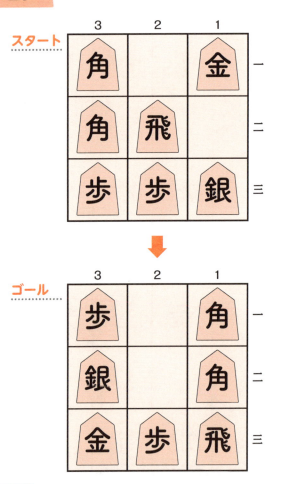

ヒント まずは、歩を動かせる形を目指しましょう。

上の図を下の図と同じにしてください。

最短手数：15手

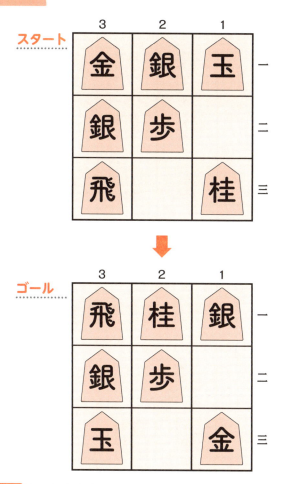

スタート

	3	2	1	
一	金	銀	玉	
二	銀	歩		
三	飛		桂	

ゴール

	3	2	1	
一	飛	桂	銀	
二	銀	歩		
三	玉		金	

ヒント　銀が行き止まらないようにしましょう。

上の図を下の図と同じにしてください。

最短手数：15手

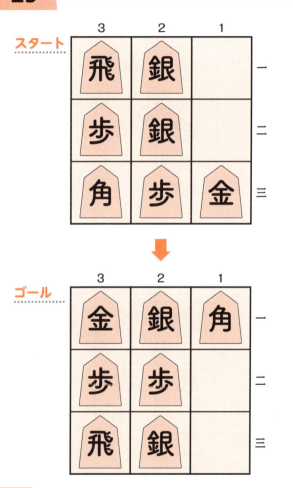

スタート

	3	2	1
一	飛	銀	
二	歩	銀	
三	角	歩	金

ゴール

	3	2	1
一	金	銀	角
二	歩	歩	
三	飛	銀	

ヒント 銀の動かし方に、少し工夫が必要です。

上の図を下の図と同じにしてください。

最短手数：15手

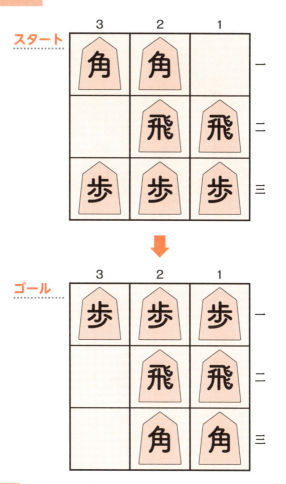

ヒント とにかく、歩をどんどん押し上げていきましょう。

上の図を下の図と同じにしてください。

最短手数：15手

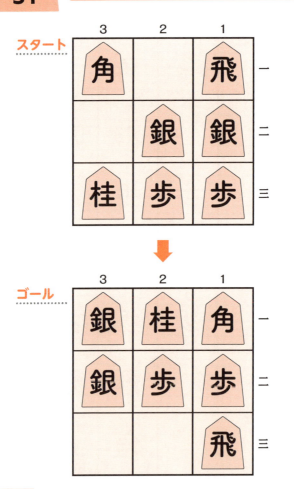

ヒント まずは角が移動できるようにしましょう。

上の図を下の図と同じにしてください。

最短手数：15手

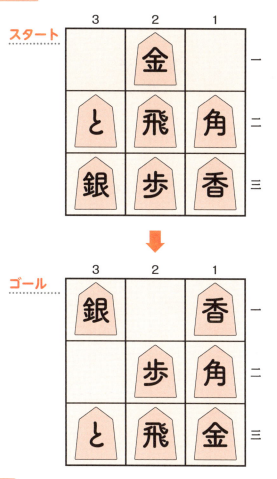

スタート

3	2	1	
	金		一
と	飛	角	二
銀	歩	香	三

ゴール

3	2	1	
銀		香	一
	歩	角	二
と	飛	金	三

ヒント 角を移動させないと、金が下段まで移動できません。

上の図を下の図と同じにしてください。

最短手数：15手

3	2	1	
と	桂		一
金	飛	銀	二
香	角	歩	三

ゴール

3	2	1	
金	桂	飛	一
香		歩	二
銀	角	と	三

ヒント まずは、"と"を右下へ移動する経路を作りましょう。

上の図を下の図と同じにしてください。

最短手数：15手

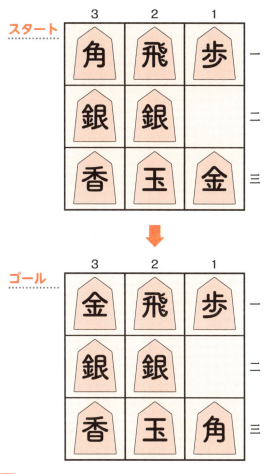

ヒント　動かす必要のない駒を見極めましょう。

上の図を下の図と同じにしてください。

最短手数：16手

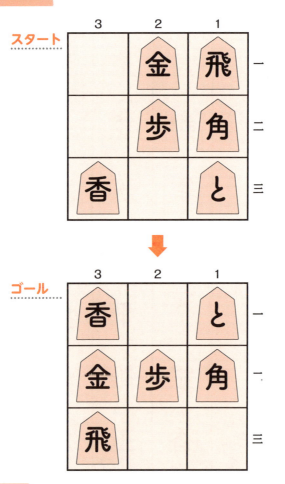

スタート

ゴール

ヒント 金を左から下へ移動すると、香が動けなくなります。

上の図を下の図と同じにしてください。

最短手数：16手

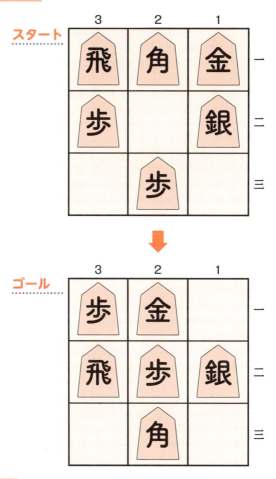

ヒント 飛を時計回りに動かしましょう。

上の図を下の図と同じにしてください。

最短手数：16手

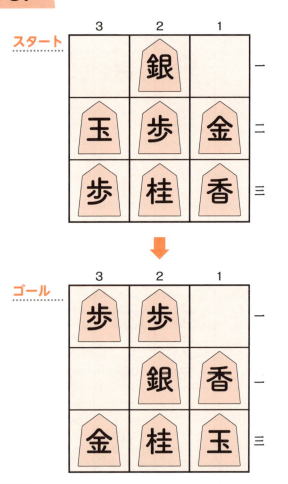

スタート

	3	2	1
一		銀	
二	玉	歩	金
三	歩	桂	香

ゴール

	3	2	1
一	歩	歩	
二		銀	香
三	金	桂	玉

ヒント まずは玉が１三へ移動できるスペースを確保しましょう。

上の図を下の図と同じにしてください。

最短手数：16手

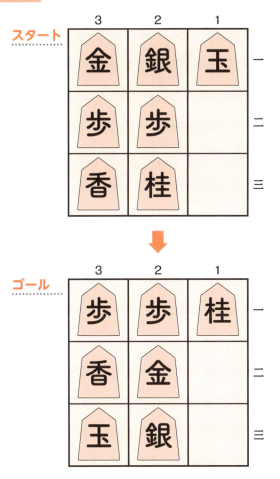

ヒント　歩を進めるタイミングが早いと、銀が立ち往生してしまいます。

上の図を下の図と同じにしてください。

最短手数：16手

スタート

3	2	1	
角	銀		一
歩	飛	桂	二
	金	と	三

ゴール

3	2	1	
歩	と	飛	一
	角	桂	二
	金	銀	三

ヒント まずは2一の銀を動かせる形を目指しましょう。

上の図を下の図と同じにしてください。

最短手数：16手

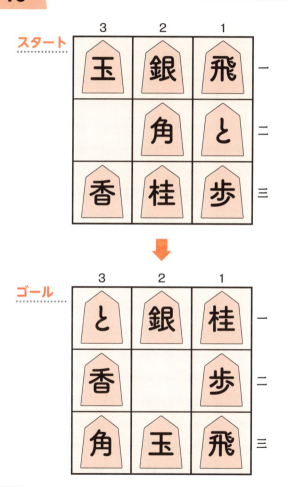

ヒント 早い段階で角をゴールの地点に収納させると、効率よく駒が動かせます。

上の図を下の図と同じにしてください。

最短手数：**17手**

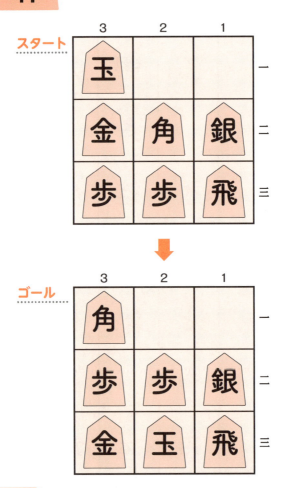

ヒント 金の下段移動を妨げている駒を見つけましょう。

上の図を下の図と同じにしてください。

最短手数：17手

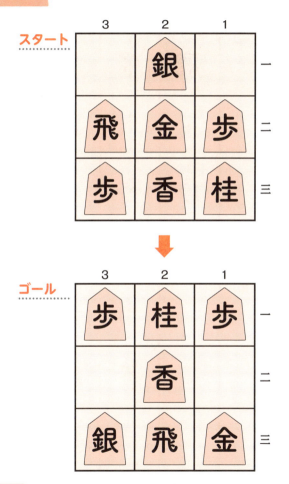

129

上の図を下の図と同じにしてください。

最短手数：17手

スタート

	3	2	1
一	飛	金	
二	玉	歩	銀
三	角	香	

ゴール

	3	2	1
一		歩	角
二	玉	香	銀
三		金	飛

ヒント 金の動かし方がポイントです。飛を移動するために工夫が必要です。

本書のご購入、ご愛読ありがとうございました。
今後の出版企画の参考とさせていただきますので、ぜひご意見をお聞かせください。

フリガナ お名前	性別 男 ・ 女	年齢 歳

ご住所 〒

TEL　　　　（　　　）

ご職業　　1.学生　2.会社員・公務員　3.会社・団体役員　4.教員　5.自営業
　　　　　6.主婦　7.無職　8.その他（　　　　　　　　　　　　　　）

メールアドレスを記載下さった方から、毎月5名様に書籍1冊プレゼント!

新刊やイベントの情報などをお知らせする場合に使用させていただきます。

※書籍プレゼントご希望の方は、下記にメールアドレスと希望ジャンルをご記入ください。書籍へのご応募は
　1度限り、発送にはお時間をいただく場合がございます。結果は発送をもってかえさせていただきます。

希望ジャンル：□ 自己啓発　　□ ビジネス　　□ スピリチュアル

E-MAILアドレス　※携帯電話のメールアドレスには対応しておりません。

お買い求めいただいた本のタイトル

■お買い求めいただいた書店名

(   )市区町村 (   )書店

■この本を最初に何でお知りになりましたか
　　□ 書店で実物を見て　　□ 雑誌で見て(雑誌名   )
　　□ 新聞で見て(新聞)　　□ 家族や友人にすすめられて
　　総合法令出版の(□ HP、□ Facebook、□ twitter)を見て
　　□ その他(   )

■お買い求めいただいた動機は何ですか(複数回答も可)
　　□ この著者の作品が好きだから　　□ 興味のあるテーマだったから
　　□ タイトルに惹かれて　　□ 表紙に惹かれて　　□ 帯の文章に惹かれて
　　□ その他(   )

■この本について感想をお聞かせください
　　(表紙・本文デザイン、タイトル、価格、内容など)

(掲載される場合のペンネーム :   )

■最近、お読みになった本で面白かったものは何ですか?

■最近気になっているテーマ・著者、ご意見があればお書きください

ご協力ありがとうございました。いただいたご感想を匿名で広告等に掲載させていただくことがございます。匿名での使用も希望されない場合はチェックをお願いします☑
いただいた情報を、上記の小社の目的以外に使用することはありません。

中級 44

上の図を下の図と同じにしてください。

最短手数：17手

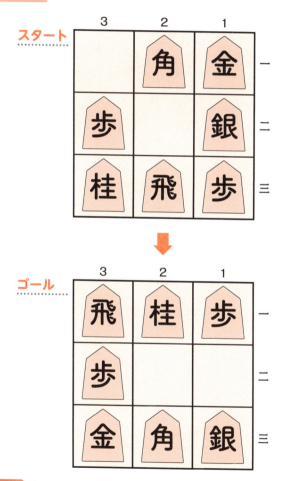

スタート

	3	2	1
一		角	金
二	歩		銀
三	桂	飛	歩

ゴール

	3	2	1
一	飛	桂	歩
二	歩		
三	金	角	銀

ヒント 金を3三へ移動させることを優先しましょう。

上の図を下の図と同じにしてください。

最短手数：17手

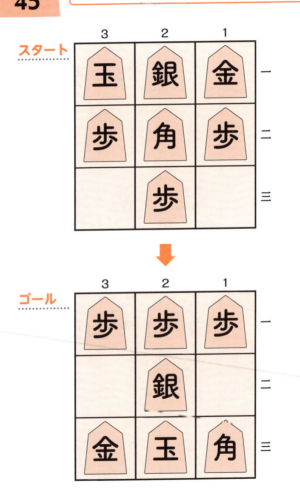

ヒント まずは両端の歩を動かせるようにしましょう。

上の図を下の図と同じにしてください。

最短手数：17手

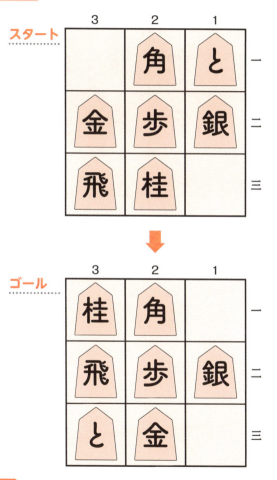

スタート

	3	2	1
一		角	と
二	金	歩	銀
三	飛	桂	

ゴール

	3	2	1
一	桂	角	
二	飛	歩	銀
三	と	金	

ヒント 金を下へ移動させるには、桂を動かすしかありません。

上の図を下の図と同じにしてください。

最短手数：17手

スタート

	3	2	1
一	金	銀	角
二	香	飛	歩
三	桂	玉	

ゴール

	3	2	1
一	香	桂	歩
二	銀		玉
三	角	金	飛

ヒント 桂の移動は後回しにします。

上の図を下の図と同じにしてください。

最短手数：**17手**

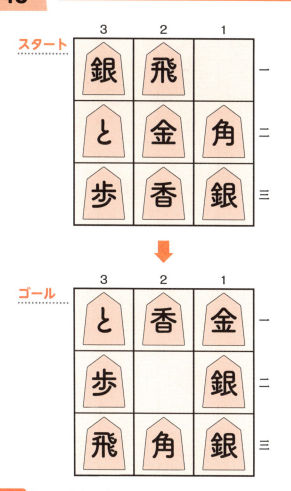

ヒント 飛を下段まで移動することを優先しましょう。

上の図を下の図と同じにしてください。

最短手数：18手

スタート

	3	2	1	
一	と		成桂	
二	歩	金	歩	
三		銀		

ゴール

	3	2	1	
一		銀		
二	歩		歩	
三	と	金	成桂	

ヒント 銀を隅に移動させると、駒運びがスムーズになります。

上の図を下の図と同じにしてください。

最短手数：18手

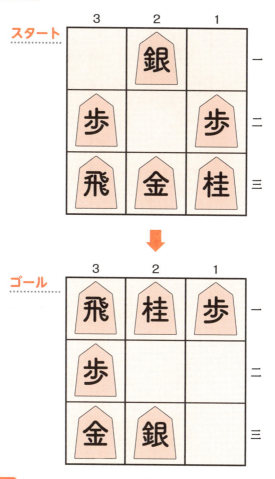

スタート

	3	2	1	
一		銀		
二	歩		歩	
三	飛	金	桂	

ゴール

	3	2	1	
一	飛	桂	歩	
二	歩			
三	金	銀		

ヒント 銀が飛や金の移動を妨げないようにしましょう。

上の図を下の図と同じにしてください。

最短手数：18手

スタート

	3	2	1	
一	角		飛	
二	銀	銀	歩	
三	歩	金	角	

ゴール

	3	2	1	
一	金	銀	角	
二	歩		歩	
三	角	銀	飛	

ヒント 歩の移動は後回しにしましょう。

上の図を下の図と同じにしてください。

最短手数：18手

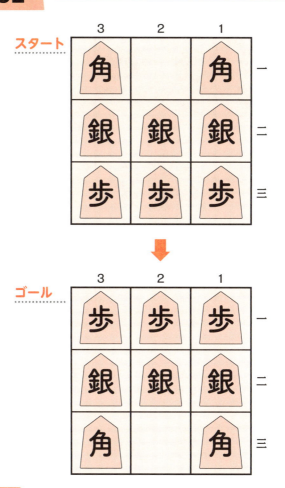

ヒント 歩を前に動かせるように、どんどんスペースを作ってあげましょう。

上の図を下の図と同じにしてください。

最短手数：18手

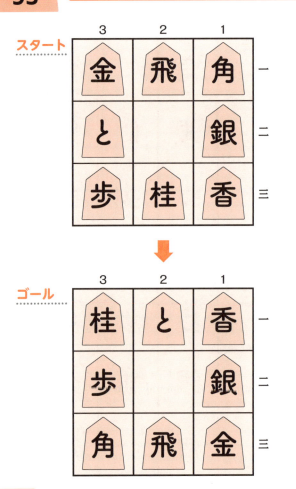

スタート

	3	2	1	
一	金	飛	角	
二	と		銀	
三	歩	桂	香	

ゴール

	3	2	1	
一	桂	と	香	
二	歩		銀	
三	角	飛	金	

ヒント 銀の移動は2回で十分です。

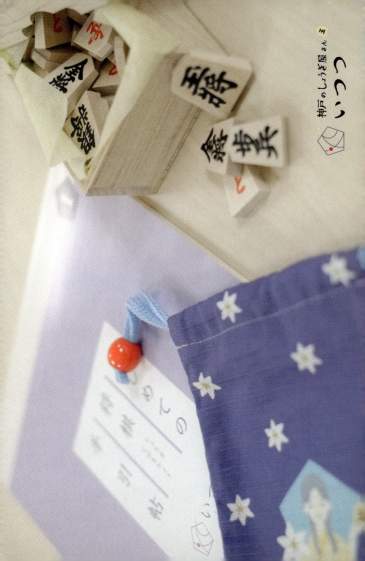

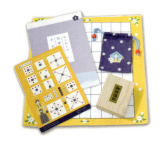
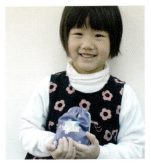
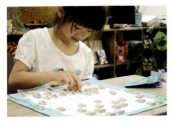
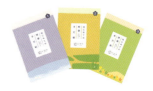

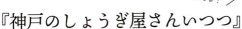

オンラインショップ

\将棋 道具が すぐに買える!/

『神戸のしょうぎ屋さんいつつ』

将棋初心者にも使い勝手の良い将棋グッズを取り揃えています。

将棋道具だけでなく、暮らしをちょっと楽しくしてくれる雑貨も

ご用意しています。「将棋が好き!」「もっと上手になりたい!」

という気持ちに寄り添い、「和」「ホンモノ」「親しみやすさ」に

こだわった温もりたっぷりの商品を皆様にお届けします。

神戸のしょうぎ屋さん
いつつ

TEL：078-599-5081
OPEN：10:00～17:00
URL：https://shop.i-tsu-tsu.co.jp

こちらから↓

上の図を下の図と同じにしてください。

最短手数：**19手**

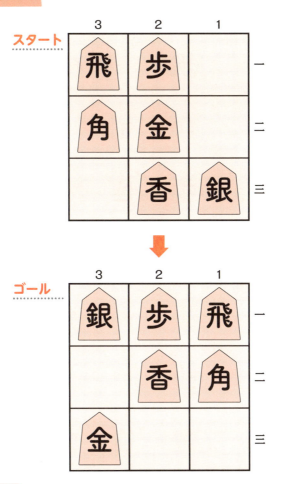

スタート

	3	2	1
一	飛	歩	
二	角	金	
三		香	銀

ゴール

	3	2	1
一	銀	歩	飛
二		香	角
三	金		

ヒント 角の可動域を確保しながら駒を動かしましょう。

上の図を下の図と同じにしてください。

最短手数：19手

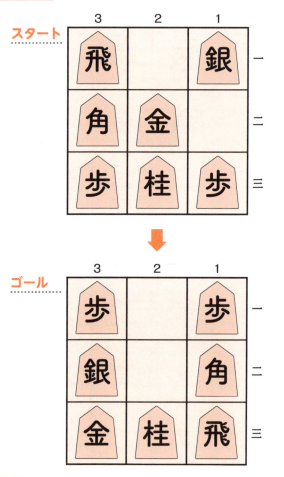

ヒント 角が立ち往生しないように気をつけましょう。

上の図を下の図と同じにしてください。

最短手数：19手

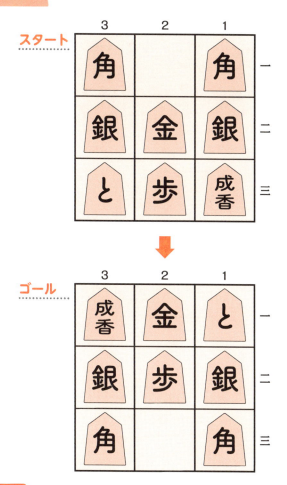

ヒント　歩を動かすと角が動けなくなります。

中級 01

解答例

2一と → 3一と → 2一歩 →
3二と → 2二と → 3二香(図1) →
3三金 → 2三と → 2二銀 → 1三と

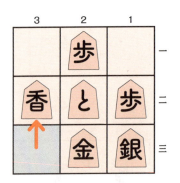

（図1）**6手目**

解説

先に香を動かすと、"と"が下がれなくなってしまいます。「2二と」まで動かしてから香を動かしましょう。

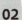
解答例

2 一金 → 1 一歩 → 1 二飛（図1）→
1 三角 → 2 二金 → 3 二金 → 3 三金 →
3 二飛（図2）→ 2 二角引 → 3 一飛

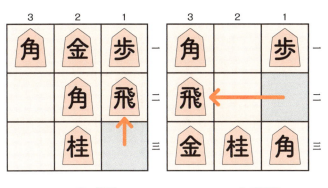

（図1）**3手目**　　（図2）**8手目**

解説

飛の移動は1二（図1）→3二（図2）→3一という手順が
最短です。その順を念頭に置いて他の駒を動かしていきましょう。

中級 03

解答例

3二飛→2二銀→3一銀（図1）→
2二香→2三金→1三金→2三角→
1二角引→2一香→2二飛

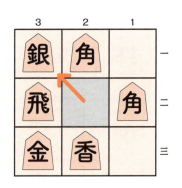

（図1）**3手目**

解説

香を上まで進めるのを、飛と角が邪魔をしていますね。まずは飛を横に移動して空間を作るのですが、香を動かす前に、銀をゴール地点である3一へ移動してしまう手がポイントです（図1）。香のように後戻りできない駒は、なるべく後から動かすのがコツです。

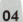
解答例

２一桂→１一桂（図1）→２三と→
２二銀→１三銀→２二金→１二と→
２三銀→３二歩→３一歩

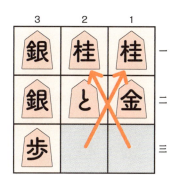

（図1）１〜２手目

解説

桂を動かさないと銀が下へ移動できません。

中級 05

3一金寄→2一銀→2二玉→1二香→
1三玉（図1）→2二銀→3三金→
3二金引→3一銀→2二金上

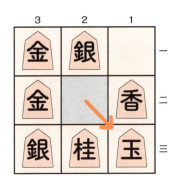

（図1）**5手目**

解説

初めの３一金寄がポイントです。銀を２一に置いた状況で玉を１三へ移動させれば、最短でゴールすることができます。初めに１一銀や３一銀でもゴールには辿り着きますが、少し回り道になってしまいます。

解答例

３一歩→３二金→３三金→３二角→
２一飛→１一飛（図1）→２一銀→
１二歩→２三金→１三金→２三角

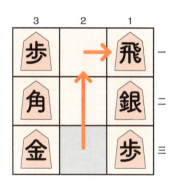

（図1）5〜6手目

解説

まずは飛を１一へ動かすことを優先して駒を運びましょう
（図1）。そのために、金を迂回して下段に動かす必要があり
ます。

中級 07

解答例

2二金 → 1二金 → 1三金(図1)→
2二銀 → 2一銀 → 1二銀 → 3一桂 →
2三飛 → 3三角 → 2一飛 → 1一飛

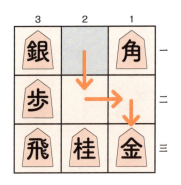

（図1） 1〜3手目

解説

最初に金から動かしてあげると、他の駒もスムーズに動くことができます。

解答例

１一角→３一飛→２二金→２一金→
２二と→３三飛→３二と→２二銀→
３一銀→２二香(図1)→１三飛

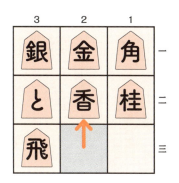

（図1）**10手目**

解説

香は後戻りできないので、なるべく後の方に動かしましょう。

中級 09

1一銀→2二金左(図1)→3一飛→
3二金→3三金→2二銀→3二角上→
2三飛→1三金(図2)→1二角→2一飛

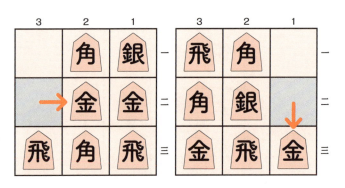

（図1）**2手目** （図2）**9手目**

解説

飛を上の方に出さないといけないので、片方の金を移動させ
ましょう（図1）。その後は金を三段目に下げれば OK です
（図2）。

解答例

2一角右 → 1一飛 → 1三銀 → 2二金 →
1二金 → 2二銀 → 1三金（図1）→
1二角 → 3一飛 → 2一角左 → 3三飛 →
3二角

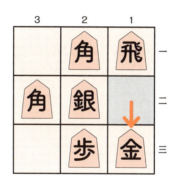

（図1）7手目

解説

飛と金を入れ替えることがテーマです。歩を動かせないので、
上のスペースを使って駒を繰り替えましょう。

中級 11

解答例

1二銀→2一銀→1三飛（図1）→
1二金→2二角→3一歩→
1一角（図2）→2二金→3二金→
2二歩→1二銀→2三銀

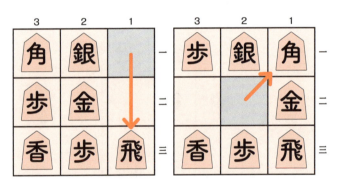

（図1）**3手目**　　　　（図2）**7手目**

解説

まずは飛をゴールの場所である1三に移動します（図1）。それによって、1一にスペースが生まれるので、そこに角を当てはめます（図2）。角を動かしたことにより、今度は2三の歩が動けるようになりました。そういった要領で次々とゴールの場所を目掛けて駒を進めていきます。

解答例

１二金→ ２二角→ １一桂→ ２三飛→
３三角→ ２一飛→ ３一飛(図1)→
２一桂→ ２二角→ １三角→ ２二金→
２三金→ ３三金

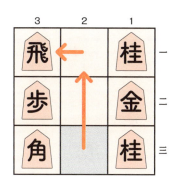

（図1）6〜7手目

解説

１三の桂を早めに動かしてしまうと、飛が３一へ移動できません。まずは飛を３一へ移動させ（図1）、それから桂を動かすとゴールに辿り着けます。

中級 13

解答例

1一成香→2一銀→3二金→2二と→
1二飛→3三金→3一と→3二飛(図1)→
1二銀→2一成香→2二金→3三飛→
3二と

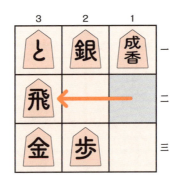

（図1） 8手目

解説

飛を3三まで運ばなければいけませんが、他の駒が邪魔して
います。まずはそれらの駒を動かしましょう。銀は直進する
と1二へ移動しにくくなるので、斜めに動くといいでしょう。

解答例

2二角→3二銀→3一飛→1一角→
2一桂→2二歩→2三銀→1三金→
3二香(図1)→1二銀→2三金→
3三金→2三銀

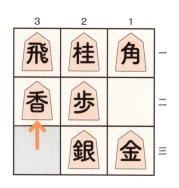

（図1）9手目

解説

最初に香を動かしてしまうと、金を下に運ぶことが難しくなります。後戻りできない駒は、後から動かす方が良いことが多いです。

中級 15

１一金 → ２一銀 → １二銀 →
２一飛(図1) → ３二歩 → ３三角 →
３一桂 → ２三飛(図2) → ２二角 →
３三飛 → ２三銀 → １二香 → １三角

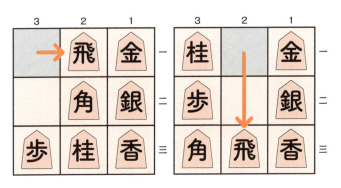

（図1）**4手目**　　　（図2）**8手目**

解説

飛を左下に運ぶには、２一（図1）→２三（図2）→３三というルートが最短です。その道を作るために、他の駒をどんどん動かしましょう。

解答例

2三飛 → 3三銀 → 2一飛寄 →
2二角 → 1一角 → 1三飛 →
2三飛引 → 2一金 → 3一歩 →
3二銀(図1) → 3三飛 → 2二金 →
2三金

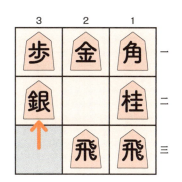

（図1）**10手目**

解説

金を下に動かす必要がありますが、いきなりそうすると銀が
3二へ移動しにくくなり、少し手間取ります。銀を先に3二
に動かしてから（図1）、金を下げると、最短手数でゴール
に辿り着きます。

中級 17

解答例

１二飛 → ２二金 → １一金（図1）→
３二金 → ３一角 → ２二銀 →
１三銀 → ３三金 → ３二飛 → ２二金 →
３三飛（図2）→ ３二金 → ２二歩

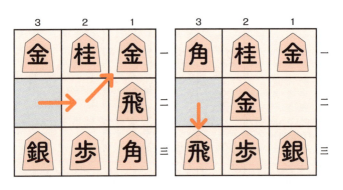

（図1）**2〜3手目**　　（図2）**11手目**

解説

角を１手で３一へ動かすために、飛と金を動かしてルートを
作るのが先決です。その後は飛を下段に移動すれば解決しま
す。

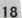

解答例

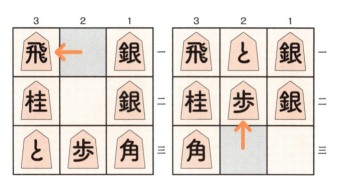

１一銀→１二飛→２二飛→１二銀→
２一飛→１三角→３一飛（図1）→
２二と→２一と→２二角→３三角→
２二歩（図2）→２三銀

（図1）**7手目**　　（図2）**12手目**

解説

"と"を先に２一へ運ぶと、飛が３一へ行けなくなってしまいます。よって、先に飛を３一へ動かしましょう（図1）。また、歩は後戻りできないので、最後の方に動かすのがセオリーです。

中級 19

解答例

１一銀→１二飛→１三角（図1）→
２二飛→１二角→２一金（図2）→
３一香→３二飛→２二金→３三飛→
３二金→２二歩→２三角

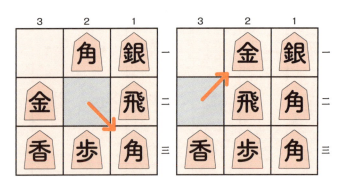

（図1）**3手目**   （図2）**6手目**

解説

飛は１二→２二→３二→３三という手順が最短です。しかし、それを行うと、角が１三へ動かせなくなってしまいます。よって、初めに角を１三へ移動させておくことがポイントです（図1）。

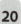
解答例

1二と→1一飛→2一飛左→3一角→
2二と（図1）→1三飛→1一桂→2三と→
2二飛→2一桂→3三と→2三飛引→
2二角

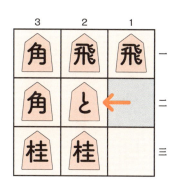

（図1）**5手目**

解説

ゴールに辿り着く手順は複数ありますが、"と"を1二→2二（図1）→2三→3三と動かす経路が最短です。そうすることで、飛をスムーズに動かすことができます。

中級 21

解答例

２一飛→３一歩→３二金→１二角→
２三飛(図1)→２一桂→２二銀→
１三銀→２二金→３二香→３三飛→
２三角→１二銀

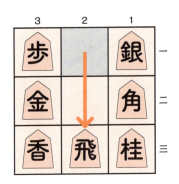

（図1）**5手目**

解説

初めに桂を動かすと、飛が動けなくなってしまいます。まずは飛を下に運ぶことで、視界が広がります。

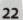
解答例

１一金→１二銀→２一飛（図1）→
３一歩→３二香→３三玉→２二飛→
２一銀→１二飛→２二角→１三飛→
１二金→１一角

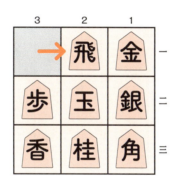

（図1）3手目

解説

香を動かすためには、まず３一の飛を動かさないといけません（図1）。飛を動かすには銀を、銀を動かすには金を……と順番通りに考えると、ゴールに辿り着くことができます。

中級 23

解答例

1二角→2一金→2二金→3一飛(図1)→
2一銀→3三飛→3一桂→2三角→
1二香→3二角→1三飛(図2)→2三角→
3二銀→2一金

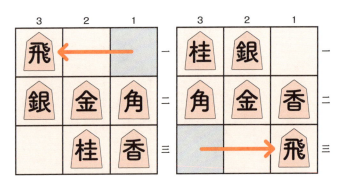

（図1）**4手目**　　（図2）**11手目**

解説

飛は反時計回りに移動すれば、3手で1三へ辿り着けます
（図1、2）。それを意識して駒を動かせば、ゴールが見えて
きます。

解答例

> 1三角→2二金（図1）→2一飛→
> 1一歩→1二金→2三飛→2二銀→
> 2一銀→2二角→1三金（図2）→
> 1二銀→2一桂→3三飛→2三銀

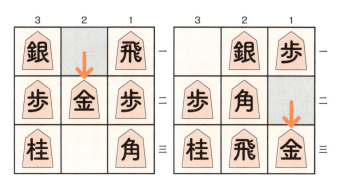

（図1）**2手目**　　（図2）**10手目**

解説

飛が左下へ行くには、2一→2三→3三というルートが最短
です。そのために、まずは金を2二金（図1）→1二金と移
動するのが効率のいい方法です。

解答例

2一と→3一銀→2二と→2一角左→
3二と→2二金→3三と（図1）→3二角→
2一角右→1一香→1二金（図2）→
2二銀→1三金→1二角

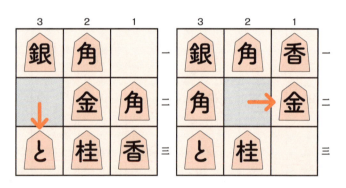

（図1）**7手目**　　　　（図2）**11手目**

解説

3三の金を1三に移動させることが難しいですが、2枚の角を上下運動させることにより、打開することができます。

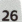
解答例

３二銀→２一と→１二飛→１一と(図1)→
２一香→２二金→３一金→２二飛→
１二と→１三と(図2)→１二飛→１一飛→
２二歩→２三銀

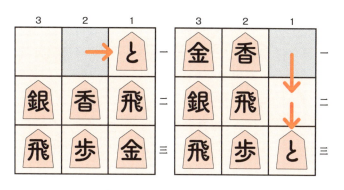

（図１）**４手目**　　　（図２）**９〜１０手目**

解説

３三飛を動かす順もありますが、それは15手でゴールなの
で、最短ではありません。"と"を１一（図１）→１三（図
２）というルートを経由させるのがポイントです。

中級 27

解答例

１二飛 → ２二角 → ２一金 → １一角 →
２二金 → ２一角（図1） → ３二歩 →
３一歩 → ３二金 → ３三金 → ２二銀 →
１三飛 → １二角（図2） → ２一銀 →
３二銀

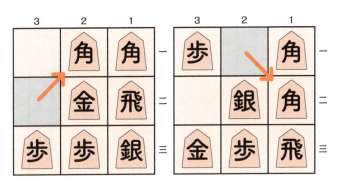

（図1）**6手目**　　　　（図2）**13手目**

解説

２三の歩は動かせないので、３二の角は２一（図1）→１二
（図2）というルートしか使えません。そのルートを他の駒
が邪魔しないようにするのが肝要です。

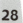
解答例

１二玉→２三玉→１二銀→２一金→
１一金→２一銀左→３一飛→
３三玉→２三銀→１二金（図１）→
３二銀引→２一桂→１三金（図２）→
１二銀→１一銀

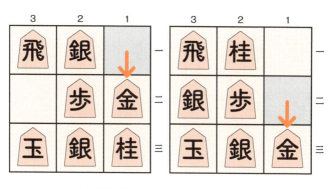

（図１）**10手目**　　（図２）**13手目**

解説

桂は後ろに動けないので、後回しにするべきです。金を１三
へ移動できる形を確保してから動かすと、道が開けます。

中級 29

解答例

１二銀 → １一飛 → ３一銀 → ２一銀 →
２二金 → １三飛（図1）→ １二銀 →
２一金 → １一角 → ２二銀 → ３一金 →
２一銀直 → ２二歩 → ３三飛（図2）→
２三銀

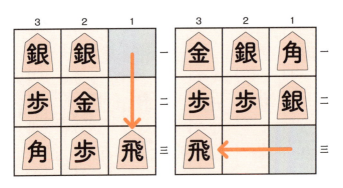

（図1）**6手目**　　　　（図2）**14手目**

解説

飛を左下へ移動するには、１一→１三（図1）→３三（図2）
が最短です。飛の移動を３手だけで済ませる方法を考えれば、
最短手数でゴールに辿り着けます。

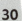
解答例

3二飛 → 2二飛右 → 1二歩 →
1一歩（図1）→ 1二飛 → 1三角 →
3一飛 → 2二歩 → 3二角 → 2三角 →
2一歩（図2）→ 3二飛引 → 2二飛左 →
3二歩 → 3一歩

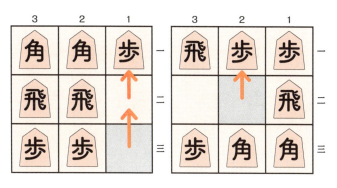

（図1）3〜4手目　　（図2）11手目

解説

歩を動かさないと角が下段に行けないので、まずは歩から動かすことを考えるといいでしょう。下段は角の行き場なので、そこに飛が移動してしまうと、手数をロスしてしまいます。

中級 31

解答例

２一銀直→３二銀→２二角→
２一飛（図1）→１一角→２二飛→
２一桂→３一銀→３二飛（図2）→
２二歩→３三飛→２三銀→３二銀→
１二歩→１三飛

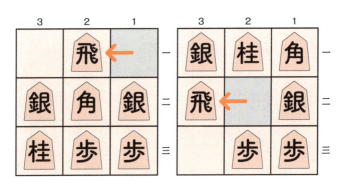

（図1）**4手目**　　（図2）**9手目**

解説

飛を右下まで移動するのが、最も難しいので、まずはその問題を解決しましょう。なお、解答では２一飛（図1）→２二飛→３二飛（図2）……というルートを辿っていますが、３一→３三というルートでも15手でゴールすることができます。

解答例

> 3一と→3二飛→2二銀→3三飛→
> 3二と→3一銀→2二金(図1)→2一角→
> 1一香→1二金→1三金(図2)→1二角→
> 2二歩→2三飛→3三と

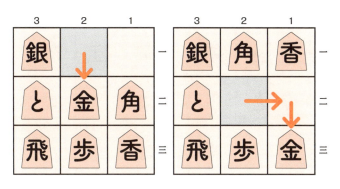

（図1）**7手目**　　　（図2）**10～11手目**

解説

金は2二（図1）→1二→1三（図2）というルートを経由するのが最善です。そのために、邪魔な飛を左へ動かすことがポイントです。

中級 33

解答例

１一銀→１二飛→２二金→３二と→
３一金→２二と（図1）→３二角→
２三と→２二銀→１一飛→１二歩→
１三と（図2）→２三角→３二香→
３三銀

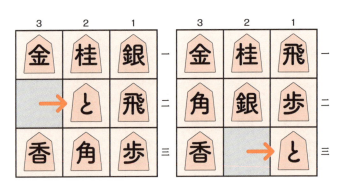

（図1）**6手目**　　　　（図2）**12手目**

解説

"と"を右下へ移動させることが最も労力を費やすので、まずはそれを最初に行ってしまいましょう。

解答例

1二玉→2三金→1三銀→2二角→
3一飛→2一玉→1二銀→1三角→
2二金(図1)→2三銀右→1二玉→
2一飛→3一金→2二銀→2三玉

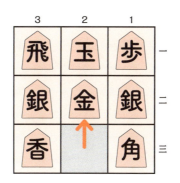

（図1）9手目

解説

初めに1二金と動かすと、あとで飛をたくさん動かすことに
なってしまいます。スタートの時点で既にゴールに存在して
いる駒は、なるべく動かさずに済ますことが最短手数でゴー
ルするコツです。

中級 35

解答例

３一香 → ２三角 → ３二角 → ２三と →
１三飛 → １一金 → ２一角 → ３二と →
３三飛 → １二金 → １三金（図１）→
１二角 → ２一と → ２三金 → １一と →
３二金

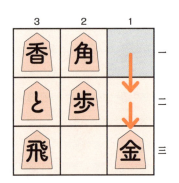

（図１）10 〜 11 手目

解説

【３一香・３二金】という形を作るには、金を時計回りに動かさないといけません（図１）。そのために、１筋の駒をどんどん移動させましょう。

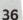
解答例

2二歩→2三銀→1二金→1三金→
1二角→1一飛→3一歩→2一角(図1)→
1二金→3二角→2一金→1三飛→
1二銀→3三飛→2三角→3二飛

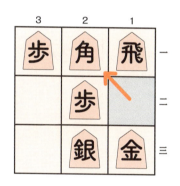

（図1） **8手目**

解説

飛を3二へ動かすには、1一→1三→3三→3二というルートを辿る必要があり、角・金・銀を上手に移動しなければいけません。始めは時計回りで角・金・銀を動かしますが、8手目の2一角（図1）以降からは、反時計回りでそれらの駒が動きます。そうすることで、銀を効率よく移動することができます。

179

中級 37

解答例

１一金 → １二銀 → ２一金 → ３一金 →
１一銀 → ２一歩(図1) → １二香 →
２二玉 → １三玉 → ３二金 → ２二金 →
３二歩 → ３一歩(図2) → ３二金 →
３三金 → ２二銀

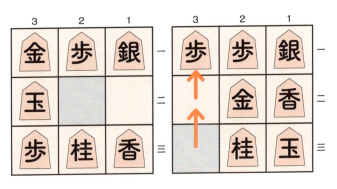

（図1）**6手目**　　（図2）**12〜13手目**

解説

２枚の歩を一番上まで動かすことを念頭に置いて、駒を進め
ましょう。

解答例

１二玉→１三玉→１二銀→２一金→
１一金→２一銀→１二金（図1）→
１一桂→３一歩→３二銀→２三銀→
２一歩（図2）→３二香→２二玉→
３三玉→２二金

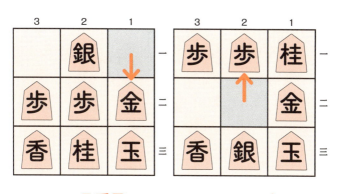

（図1）**7手目**　　（図2）**12手目**

解説

初手から先に銀を動かしてしまうと、金が下へ移動できません。銀は下へ移動しやすいので、歩の上に乗ってしまっても大丈夫ですが、金が歩の上に乗ると下に動かせないので、注意しましょう。

中級 39

解答例

３三金 → ２三飛 → ２二角 → １一角 →
３一歩 → ３二銀 → ２一飛 → ２三銀 →
２二銀(図1) → ２三と → １三銀 →
３二と → ２二角 → １一飛 → ２一と →
２三金

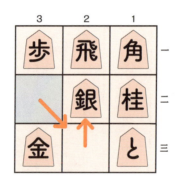

（図1）8～9手目

解説

銀を右下へ移動させないといけませんが、スタートの段階では動くことができません。したがって、銀が動かせるようにすることを念頭に置いて駒を動かしましょう。

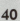
解答例

3二香 → 3三角（図1） → 2二と →
1二銀 → 2一飛 → 1一と → 2二飛 →
2一と → 1一桂 → 2三飛（図2） →
2二玉 → 3一と → 2一銀 → 1二歩 →
1三飛 → 2三玉

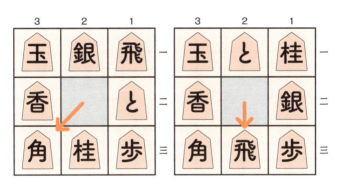

（図1）2手目　　（図2）10手目

解説

"と"を3一へ移動させることを優先すると、少し手数が長くなります。最短手数でゴールするためには、角と飛の移動を優先すべきです。

中級 41

解答例

２一銀 → １一飛 → １三角 → ２二金 →
１二金 → ３二玉 → ３一角（図1）→
１三金 → ２二玉 → １二玉 → ２二歩 →
３二歩 → ２三金 → ３三金 → ２三玉 →
１三飛 → １二銀

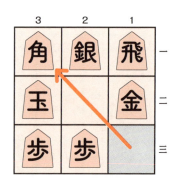

（図1）**7手目**

解説

金を左下へ移動させるには、まず２枚の歩を１マスずつ前に
出さなければいけません。ただ、２三の歩を動かすと角が移
動できなくなるので、あらかじめ角を３一へ運んでおくのが
ポイントです（図1）。

解答例

1一歩 → 3一金 → 1二飛 → 3二銀 →
2一金 → 2二金 → 2一桂 → 1三飛 (図1) →
1二金 → 3一銀 → 2二銀 → 3二歩 →
3一歩 → 3三銀 → 2二香 → 2三飛 →
1三金

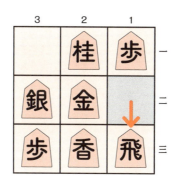

（図1） **8手目**

解説

この問題は、先に飛を下段に運ぶほうが早くゴールに辿り着けます（図1）。2手目に3一金と逆方向へ動かす手が意表の一手です。なお、2手目は1二金でも正解には辿り着けますが、17手では到達できません。

中級　43

解答例

１ 一金 → ２ 一銀 → １ 二金 → １ 三金 →
１ 二銀 → ２ 一歩 → １ 一角（図１）→
２ 二玉 → ３ 三飛 → ３ 一玉 → ２ 二金 →
３ 二金 → ２ 二香 → １ 三飛 → ３ 三金 →
２ 三金 → ３ 二玉

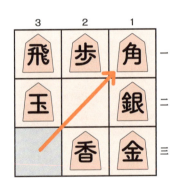

（図１）**７手目**

解説

金を下段まで移動しなければいけないので、時計回りに動か
します。角を右上に収納してから香を動かさないと、角が立
ち往生してしまうので、注意しましょう。

解答例

２二飛→２三銀→１二角→２一飛→
３一飛→２二銀→２一金→１一銀→
２二金→２三金→２一桂（図1）→
３三金→２三角→２二銀→１二歩→
１一歩→１三銀

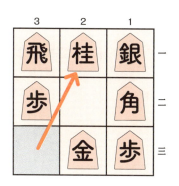

（図1）**11 手目**

解説

３二の歩は動かすことができません。金を３三へ移動できる
形を確保してから桂を動かすことがポイントです（図1）。

中級 45

解答例

１三角 → ２二玉 → ３一歩 → ３三玉 →
３二銀 → ２一金 → １一歩（図1）→
２二金 → １二金 → ２二歩 → ２三銀 →
２一歩（図2）→ ２二金 → ３二金 →
２二銀 → ２三玉 → ３三金

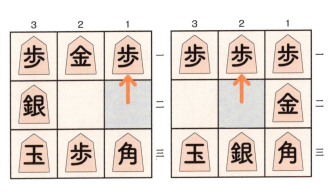

（図1）**7手目**　　　　（図2）**12手目**

解説

まずは角が邪魔にならないように、ゴールの位置である１三
へ収納してしまう手が賢明です。その後は歩を前に押し出す
ことを優先して駒を動かしましょう。

解答例

３一桂→２三銀→１二と→
１三と→１二角→２一金→３二飛→
１一金→２一角→１二銀（図1）→
２三と→３三と→２三銀→１二金→
１三金（図2）→１二銀→２三金

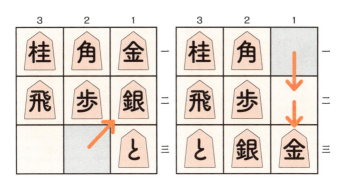

（図1）**10手目**　　（図2）**14〜15手目**

解説

"と"を３三まで運ぶには、時計回りに動かすしかありません。それゆえに、そのルートを封鎖している桂と銀を動かす手が必須です（図1）。"と"が通過するルートを邪魔している駒を動かしていけば、今度は金を下げる必要が出てきます。また銀が邪魔をしているので、もう一度動いてもらいましょう。そうすれば、もうゴールが見えてきますね。

中級 47

解答例

1三玉→2三飛→2二角→1一歩→1二銀→
2一金→3一角→2二金(図1)→2一銀→
1二玉→1三飛→2三金→2二角→
3一香(図2)→3二銀→2一桂→3三角

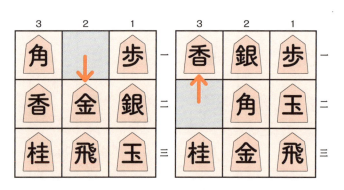

3	2	1	
角	↓	歩	一
香	金	銀	二
桂	飛	玉	三

（図1）**8手目**

3	2	1	
香	銀	歩	一
↑	角	玉	二
桂	金	飛	三

（図2）**14手目**

解説

この問題は金を下まで移動することが最も難しいので、まずはそれを優先的に行いましょう。桂や香は後戻りできないので、最後の方に移動しましょう（図2）。

解答例

1一飛 → 2一金 → 2二香 →
2三角 → 1二飛 → 1一金 → 2一香 (図1) →
2二飛 → 1二角 → 2三飛 → 2二銀引 →
3一と → 3二歩 → 3三飛 (図2) →
2三角 → 1二銀 → 1三銀

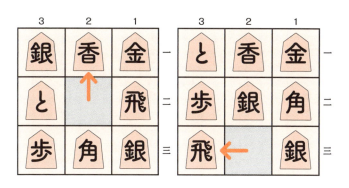

（図1）**7手目**　　（図2）**14手目**

解説

飛を3三まで運ぶには、まず香を上まで移動させなければなりません（図1）。よって、2二にスペースを確保するのですが、初手に1一飛と一旦、細工してから金を上がる手がポイントです。ここで飛を寄ることで、後に「2一香 → 2二飛」とスムーズに飛を動かすことが可能です。飛を3三まで動かすことができれば、あとは銀を1筋に収納させれば解決します。

中級 49

解答例

2一と→3一金→2二銀→1三銀（図1）→
2二と→2三と→3三と（図2）→2一成桂→
2二成桂→2三成桂→2二銀→2一金→
1三成桂→3一銀→2二金→2三金→
2二銀→2一銀

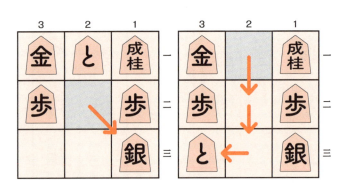

（図1）**3〜4手目**　（図2）**5〜7手目**

解説

まずは3枚の金の動きをする駒（金・"と"・成桂）を下へ運んでいきます。その間、銀は邪魔になってしまうので、右下に収納しておきましょう。その作業が終わったら銀を2一へ移動させましょう。

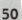
解答例

1一歩→1二銀→2二金→2三銀→
1二金(図1)→2二銀→2三飛→3三銀→
2一飛→2二銀→3一飛(図2)→2一桂→
1三金→2三金→3三金→1三銀→
1二銀→2三銀

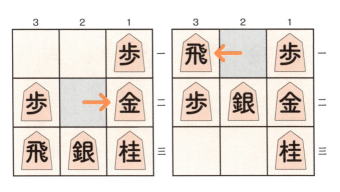

（図1）**5手目**　　　（図2）**11手目**

解説

銀の動きが複雑な問題です。飛を３一に運ばないと桂を動か
せないので、まずは飛をそこまで移動させるのですが、金が
邪魔しています。金を１二へ収納させるのがポイントで、そ
れによって飛や銀が動きやすくなります。

中級 51

解答例

２一銀直→２二金→２三銀→３二銀引→
２一金→２二角引(図1)→３一金→
２一飛→１一角→２二飛→２一銀→
３二銀上→２三飛→２二角上→１三飛→
２三銀(図2)→３二歩→３三角

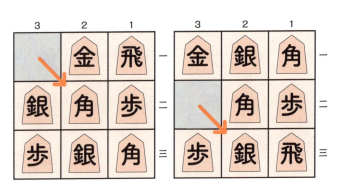

（図1）**6手目**　　　（図2）**16手目**

解説

３三の歩を早めに動かしてしまうと、銀を２三へ運べなくなってしまいます。銀を２三へ移動させてから３二歩と動かしましょう。

解答例

> ２一銀左→３二歩→
> ３三銀→２二角左→３一歩(図1)→
> ３二銀上→３三角→２二角引→１一銀→
> １二歩→１三角(図2)→２二歩→２三銀→
> ３二銀引→２一歩→２二銀引→１一歩→
> １二銀

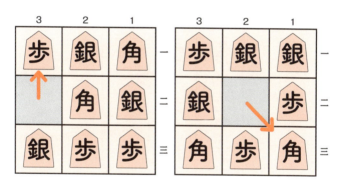

（図1）**5手目**　　　（図2）**11手目**

解説

角を効率良く下段に収納するために、１筋か３筋の歩から動かすことが肝要です。そのために、初手は１二か３二の銀を動かすといいでしょう。あとは、「歩は上へ」「角と銀は下へ」動かすことを心がけると、ゴールできます。

中級 53

解答例

２二飛→２一金→３一桂→２三飛→
２二金→２一銀(図1)→１二香→
１三飛→２三金→２二角→１一香→
１二金→２三飛→１三金→１二銀→
２一と→３二歩→３三角

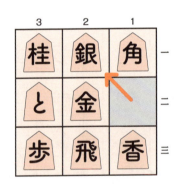

（図1）**6手目**

解説

飛と金を下段に運ぶ必要があるので、まずはそれらの駒を下げていきます。香を動かすために、銀を移動させるのですが、２一銀と斜めに上がる手がポイントです（図1）。真っ直ぐに上がるよりも、元いた場所の１二へ戻りやすいからです。

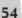
解答例

1二金→2二銀→3三銀→2二香→
2三角→1三金→1二角→3二銀→
2三銀→3三飛(図1)→3二銀→3一銀→
2三金→3二金→1三飛(図2)→3三金→
2三角→1一飛→1二角

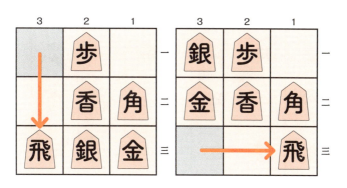

（図1）**10手目**　　　（図2）**15手目**

解説

香を2二に配置しなければいけないので、飛の移動は3三
（図1）→1三（図2）→1一という経路しかありえません。
角・金・銀が邪魔をしているので、まずはそれらの駒を動か
して、飛のルートを作りましょう。銀が3一まで移動できれ
ば、角の動きがスムーズになるので、飛を動かしやすくなり
ます。

197

中級 55

解答例

2 一角→ 3 二飛→ 3 一金→ 1 二歩→
2 二銀(図1)→ 1 一歩→ 1 三銀→ 1 二飛→
2 二銀→ 1 三飛→ 1 二角(図2)→ 2 一銀→
3 二金→ 2 二金→ 3 二歩→ 3 一歩→
3 二金→ 3 三金→ 3 二銀

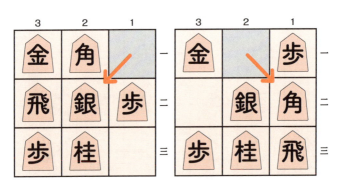

（図1）**5手目**　　（図2）**11手目**

解説

銀を 3 二に移動するには、2 一銀→ 3 二銀という方法しかありません。しかし、2 一に銀を移動することを優先してしまうと、角が立ち往生してしまいます。よって、角を 1 二へ移動してから、銀を動かすことが肝要です。

解答例

2一金→2二角左→3一金→2一銀左→
3二と→3三角（図1）→2二と→
3二銀→2一銀右→1二と→2二角引→
1一と→1二成香→1三角（図2）→
2二成香→1二銀→2一金→3一成香→
2二歩

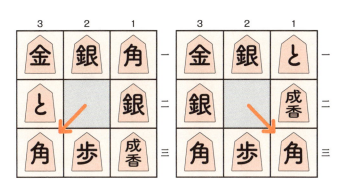

（図1）**6手目**　　　（図2）**14手目**

解説

最終的には歩を2二に移動しますが、これを実行すると2枚の角が動けなくなります。そのため、角を下段に移動してから歩を動かす必要があります（図1、2）。加えて、銀は直進すると、元の位置に戻りにくくなるので、斜めに動くことが必須です。それらの条件に沿って駒を動かせば、おのずとゴールに辿り着けると思います。

第4章

上級

最短手数 20 手以上の問題です。問題の難易
度が高い反面、解けたときの喜びも大きいで
しょう。228 ページからの解答例・解説では、
最短手数の解答例の途中図も掲載しています
ので、解き終わったら合わせて確認してみま
しょう。

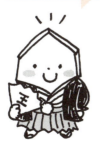

上の図を下の図と同じにしてください。

最短手数：**20手**

3　　　2　　　1

スタート

成桂	飛	金	一
	歩		二
と	飛	成銀	三

↓

ゴール

3　　　2　　　1

成銀	飛	と	一
	歩		二
金	飛	成桂	三

ヒント 飛は縦に動かしません。

上の図を下の図と同じにしてください。

最短手数：20手

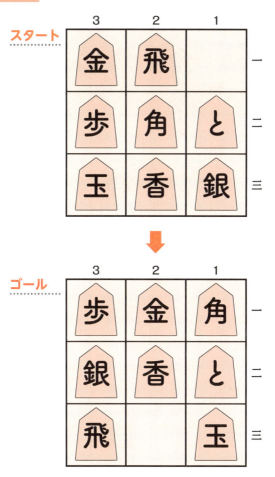

ヒント　香を動かすと、角が移動できなくなります。そこに注意しましょう。

上の図を下の図と同じにしてください。

最短手数：21手

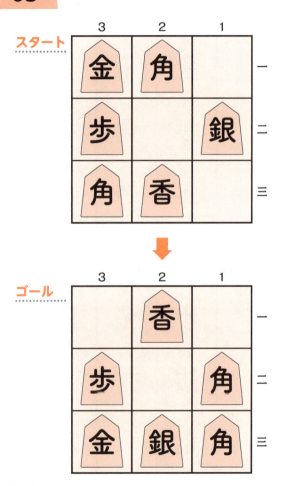

ヒント　香を動かすタイミングに工夫が必要です。

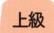

上級
04

上の図を下の図と同じにしてください。

最短手数：21手

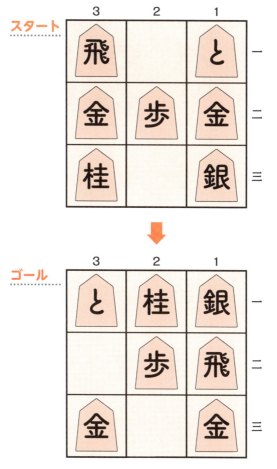

ヒント 桂は後ろに戻れないので、移動は後回しにしましょう。

上の図を下の図と同じにしてください。

最短手数：22手

スタート

3	2	1	
金	角	飛	一
銀	桂	と	二
歩			三

ゴール

3	2	1	
飛	角	銀	一
歩	桂		二
金		と	三

ヒント "と"が駒の動きを滞らせています。"と"を上手く移動させましょう。

上の図を下の図と同じにしてください。

最短手数：**22手**

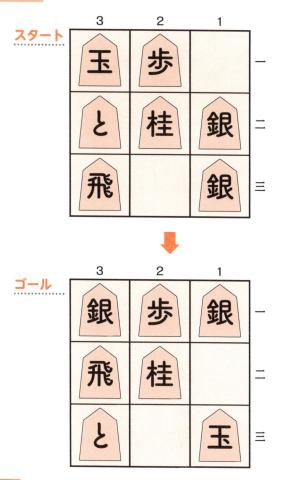

スタート

	3	2	1	
一	玉	歩		
二	と	桂	銀	
三	飛		銀	

ゴール

	3	2	1	
一	銀	歩	銀	
二	飛	桂		
三	と		玉	

ヒント 銀を上手に上部へ収納しましょう。

上の図を下の図と同じにしてください。

最短手数：22手

スタート

	3	2	1	
一	金	角	飛	
二		桂		
三	歩	角	飛	

↓

ゴール

	3	2	1	
一	歩	飛		
二	角	桂	角	
三	金	飛		

ヒント 金の動かし方に工夫が必要です。

上の図を下の図と同じにしてください。

最短手数：22手

スタート

3	2	1	
と	金		一
桂	銀		二
飛	角	歩	三

ゴール

3	2	1	
飛		歩	一
桂		銀	二
金	角	と	三

ヒント 飛の通り道を塞がないようにしましょう。

上の図を下の図と同じにしてください。

最短手数：22手

スタート

3	2	1	
角		角	一
金	銀	飛	二
飛	歩	と	三

ゴール

3	2	1	
角		角	一
銀	歩	飛	二
と	金	飛	三

ヒント 歩を動かすと、角が動けなくなりますので注意しましょう。

上の図を下の図と同じにしてください。

最短手数：**23手**

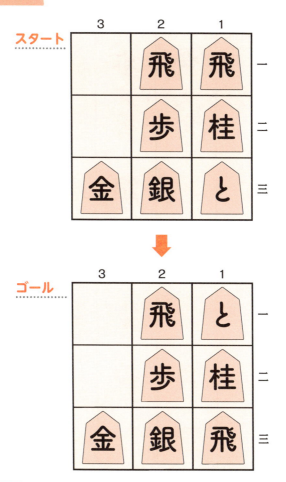

ヒント 銀は直進できません。飛や金、"と"の位置を繰り替えることができる場所を見つけましょう。

上の図を下の図と同じにしてください。

最短手数：**24手**

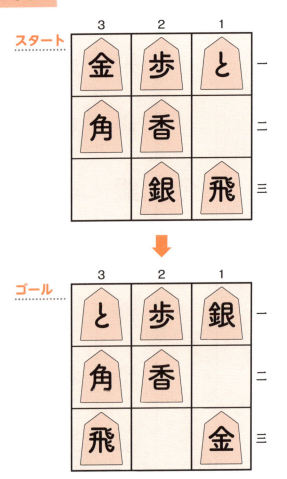

ヒント まずは銀を右上に収納することを目指しましょう。

上の図を下の図と同じにしてください。

最短手数：**24手**

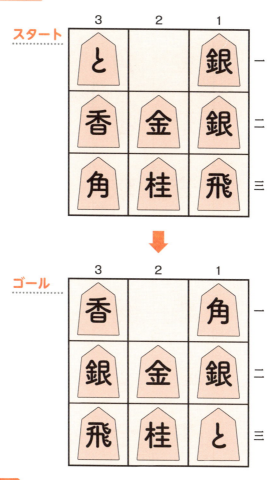

ヒント まずは"と"を下段まで運んでみましょう。

上の図を下の図と同じにしてください。

最短手数：**25手**

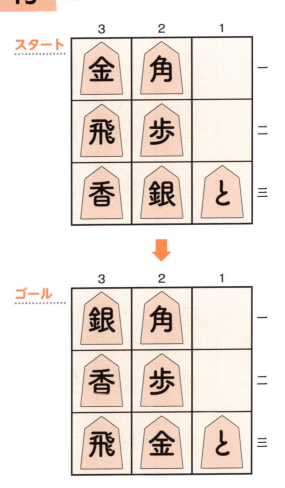

ヒント まずは銀を左上に収納することを目指しましょう。

上の図を下の図と同じにしてください。

最短手数：25手

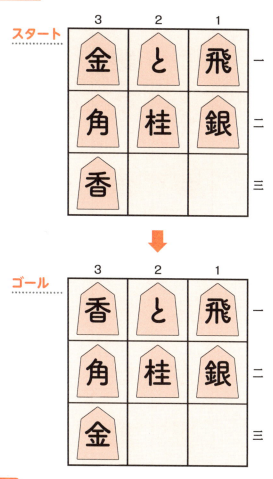

スタート

	3	2	1	
一	金	と	飛	
二	角	桂	銀	
三	香			

ゴール

	3	2	1	
一	香	と	飛	
二	角	桂	銀	
三	金			

ヒント "と"は、左からは下段へ行けません。

上の図を下の図と同じにしてください。

最短手数：25手

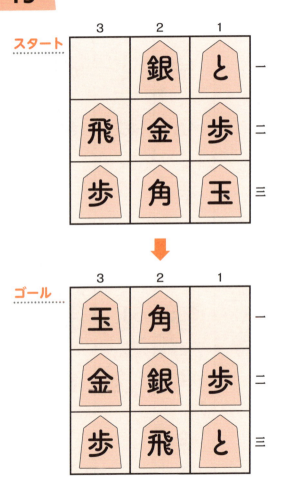

ヒント "と"を下段まで運ぶことを優先しましょう。

上の図を下の図と同じにしてください。

最短手数：**26手**

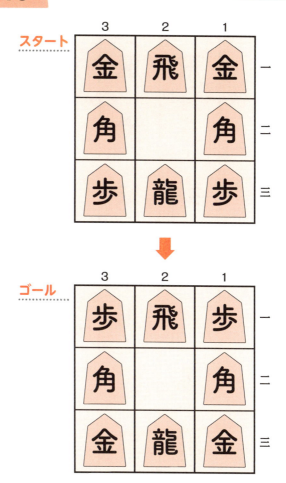

スタート

	3	2	1	
一	金	飛	金	
二	角		角	
三	歩	龍	歩	

ゴール

	3	2	1	
一	歩	飛	歩	
二	角		角	
三	金	龍	金	

ヒント 歩を動かさないと、金が下がれません。まずは歩を動かすことを目標にしましょう。

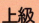

上の図を下の図と同じにしてください。

最短手数：26手

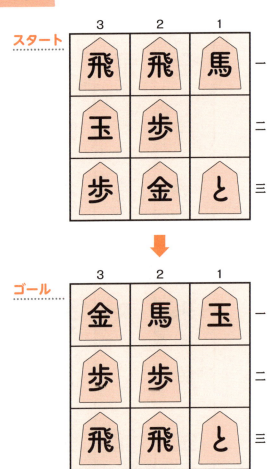

ヒント 単純に時計回りで駒を動かすだけでは上手くいきません。どこかで変調が必要です。

上の図を下の図と同じにしてください。

最短手数：**28手**

スタート

3	2	1	
	角	と	一
歩	銀	歩	二
飛	歩	金	三

ゴール

3	2	1	
歩	金	歩	一
飛	歩	角	二
と		銀	三

ヒント 2三の歩を動かすのは、後回しにしましょう。

上の図を下の図と同じにしてください。

最短手数：28手

スタート

3	2	1	
飛	飛		一
銀	銀	銀	二
歩	歩	歩	三

ゴール

3	2	1	
歩	歩	歩	一
銀	銀	銀	二
	飛	飛	三

ヒント 歩を上まで進める形を作りましょう。

上の図を下の図と同じにしてください。

最短手数：29手

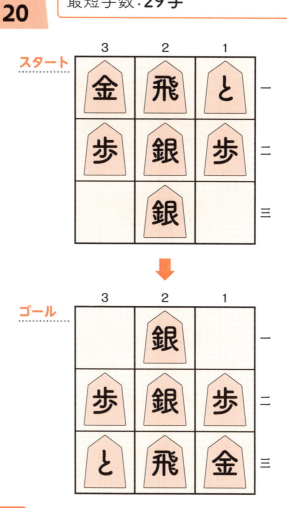

ヒント まずは飛が動けるようにしてみましょう。

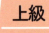

上の図を下の図と同じにしてください。

最短手数：**31手**

スタート

	3	2	1	
一			馬	
二	飛	香	銀	
三	飛	歩	金	

ゴール

	3	2	1	
一	銀			
二	馬	香	飛	
三	金	歩	飛	

ヒント 飛と金の位置を入れ替えるポイントを見つけましょう。

上の図を下の図と同じにしてください。

最短手数：31手

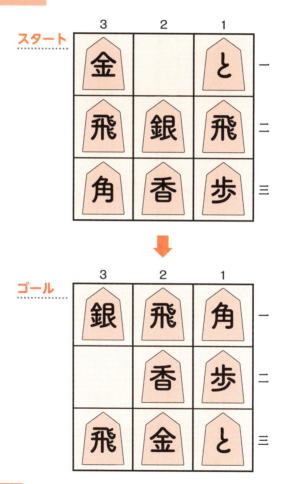

スタート

	3	2	1	
一	金		と
二	飛	銀	飛
三	角	香	歩

↓

ゴール

	3	2	1	
一	銀	飛	角
二		香	歩
三	飛	金	と

ヒント まずは"と"を下段まで移動させましょう。

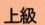

上の図を下の図と同じにしてください。

最短手数：**34手**

スタート

3	2	1	
銀		飛	一
角	歩	金	二
と	桂	歩	三

ゴール

3	2	1	
桂	歩	歩	一
銀		角	二
飛	金	と	三

ヒント 飛を下段に運ぶために、まずは飛が動けるスペースを作りましょう。

上の図を下の図と同じにしてください。

最短手数：**34手**

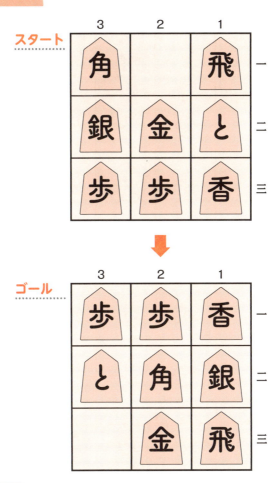

スタート

3	2	1	
角		飛	一
銀	金	と	二
歩	歩	香	三

ゴール

3	2	1	
歩	歩	香	一
と	角	銀	二
	金	飛	三

ヒント まずは飛を下まで移動させましょう。

上級
25

上の図を下の図と同じにしてください。

最短手数：**37手**

スタート

3	2	1	
	角	角	一
金	と	成香	二
歩	歩	歩	三

ゴール

3	2	1	
歩	歩	歩	一
金	と	成香	二
	角	角	三

ヒント 角よりも金を下段に運ぶことを優先してみましょう。

上の図を下の図と同じにしてください。

最短手数：49手

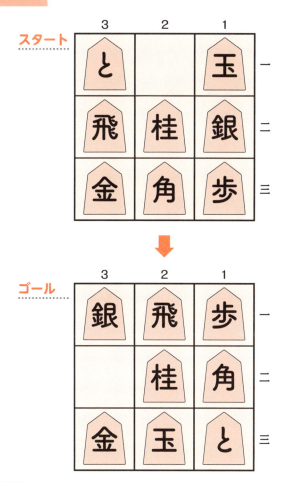

ヒント 銀は最後だけ直進します。

上級  01

解答例

3二成桂→3一飛→2一成桂→1二金→1一成桂→3二と→
2一と→3三飛寄→2三成銀→1二金(図1)→1一成桂→
1一と→2一飛→3三成銀→3一成銀(図2)→2三金→
1三成桂→3二金→2三飛→3三金

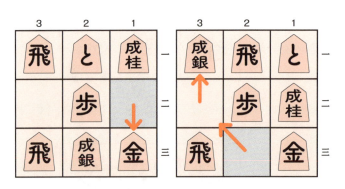

（図1）**10手目**　　（図2）**14〜15手目**

解説

金の動きをする駒を入れ替えることがテーマです。金は上がるよりも下がるほうが苦手なので、成桂と金をまずは優先的に動かしましょう。それらの駒を下段に移動できれば、おのずと正解に辿り着きます。

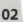
解答例

1一と→1二銀→1三角→2二飛→
2一金→3一歩(図1)→3二飛→2二金→
2一銀→1二金→2二玉→3三飛→
3二銀(図2)→2一金→1二玉→2二角→
1三玉→1二と→1一角→2二香

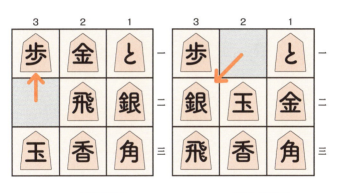

（図1）**6手目**　（図2）**13手目**

解説

上部のゴールの形が右から順に【角・金・歩】と並んでいますが、早い段階でこの形を固定してしまうと、銀が3二まで移動できなくなってしまいます。歩や香のような後戻りできない駒は、後回しにするほうが無難です。

229

上級 03

解答例

1一銀→1二角→2一金→2二銀→1三銀→1一金→2一角→
1二銀(図1)→2二角→3一角→2二香→2三銀→1二金→
1三金→1二銀→2三金→3三金(図2)→2三銀→1二角→
2一香→1三角

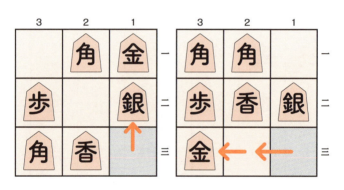

（図1）**8手目**　　（図2）**16～17手目**

解説

金を3三に運ぶ必要がありますが、それを優先すると、銀を
2三に移動することができなくなり、泥沼にハマります。【1
二銀・1一金】の形（図1）にしてから、金を3三へ移動す
るのがポイントです。

解答例

2一と→1一金→1二銀→2三銀→1二金→1三金(図1)→
1一と→1二と→1一飛→2一と→3一と→1二銀→2一銀→
2三金→1三飛→1二銀→2二桂(図2)→3三金引→1一銀→
1二飛→1三金

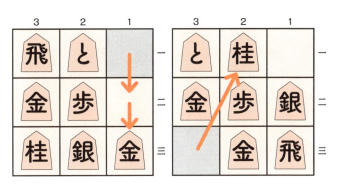

（図1）5〜6手目　　　（図2）17手目

解説

最初に桂を動かすと、1筋の駒が詰まってしまいます。3二
の金は桂を動かせば3三へ移動できますが、1二の金は簡単
には下がれません。それらの問題を解決するために、【1一
金・1二銀】の形を作れば、2三銀→1二金→1三金（図1）
と下がりやすいので、ゴールに近づくことができます。

上級 05

１三と→２三銀→３二金→１二角→３一飛(図1)→２一金→
１一金→２一角→１二銀→２三と→３三歩→３三と→２三銀→
１二金→１三金(図2)→１一銀→１一銀→２三と→１二と→
２三金→１三と→３三金

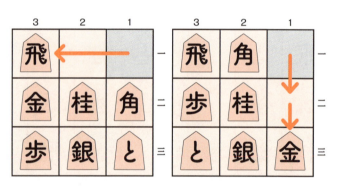

（図1）**5手目**　　（図2）**14〜15手目**

解説

飛を３一に移動しなければいけませんが、金が邪魔をしています。そのため、まずは金を３二へ移動します。その後は、時計回りに金を動かして３三まで運んであげましょう。

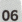
解答例

> 1一銀→1二銀→1三飛→3三と→2三銀→3二銀→2三と→
> 1二と→2三銀→3二玉→3三玉→3二銀→3一銀(図1)→
> 3二玉→3三飛→2三玉→1三と→3二飛(図2)→1二玉→
> 2三と→1三玉→3三と

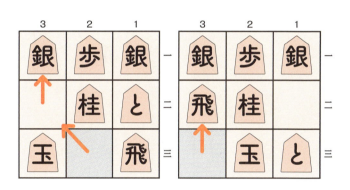

（図1）12 ～ 13手目　　　（図2）18手目

解説

ゴールの局面では2枚の銀が1一と3一にあるので、まずは
そこに銀を収納しましょう。あとは、飛を3二に押し込めば
解決します。

上級 07

解答例

１二角引→３二金→３一飛（図1）→２一金→３二歩→１一金→
２一飛→３一歩→３二角→３三飛→２三角右→１二金→
１三金（図2）→１二角→２三金→１一飛→２一角左→３二金→
２三飛→３三金→３二角→２一飛

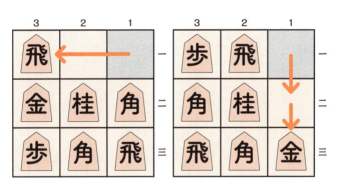

（図1）3手目　　　（図2）12〜13手目

解説

歩を上まで動かさなければいけませんが、最初に３二歩と動かすと、角・飛が邪魔をして、金が立ち往生してしまいます。最初に【３二金・３一飛】（図1）の形を作っておけば、金の移動がスムーズになります。

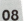
解答例

1二歩→1一歩→1二角→1三飛→3三銀→2二金→2三金→
2一と→2二と（図1）→2一角→1二と→2二銀→3三金→
2三飛→1三と（図2）→1二角→2一銀→2二飛→2三角→
1二銀→2一飛→3一飛

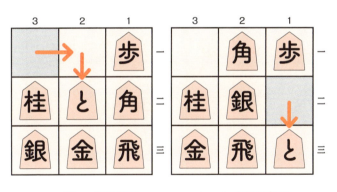

（図1）**8〜9手目**　　（図2）**15手目**

解説

先に銀を1二へ動かしてしまうと、歩が進めなくなってしまいます。まずは歩を上まで押し上げましょう。その後は、1三に空間が空くので、そこを目指して、"と"をどんどん動かしましょう。金の動きをする駒は下がりづらい性質を持つので、難しい課題はなるべく早めに消化しておくことが肝要です。

上級 09

解答例

2一銀→2ニと→1三飛→1ニ銀→2一と→2ニ角左→3一金→
3ニ飛(図1)→3三角→2ニ飛→3ニ金→3一と→2一銀→
1ニ飛寄(図2)→2ニ角上→3三金→3ニと→3一角→2ニ歩→
2三金→3三と→3ニ銀

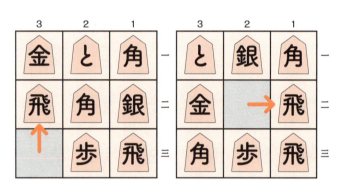

（図1）**8手目**　　　（図2）**14手目**

解説

3三の飛を右側へ移動しなければいけませんが、駒が密集し
ているので「2ニ歩→1三飛」というルートは実現できそう
にありません。よって、二段目から飛を右側に動かしましょ
う。歩は後戻りできないので、動かすのは後回しにしましょ
う。

解答例

> 3一飛→3二銀→2一銀→2三金→3三飛→3二金→3一金→
> 2三と→3二と→1三と(図1)→3三と→3二銀→2三銀→
> 3二と→2一と→3二金→3三金(図2)→3一と→3二と→
> 3一飛→2一と→1一と→2一飛

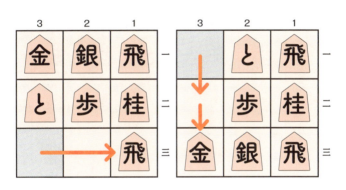

（図1）**10 手目**　　（図2）**16 〜 17 手目**

解説

1一飛と1三とを入れ替えることがテーマです。銀を3一へ
移動してしまうと後戻りできないので、2一⇔3二⇔2三を
往復しなければなりません。金を3一に収納することがポイ
ントで、飛を1三へ押し込むことができれば、ゴールが見え
てきます。

上級 11

解答例

1二銀→3三飛→2三銀→1二と→1三と→1二銀→
1一銀(図1)→2三角→1二角→2三と→3二と→1三飛→
3三と→3二金→2三と→3三金→3二と→3一と(図2)→
2三角→3二角→2三金→1二金→3三飛→1三金

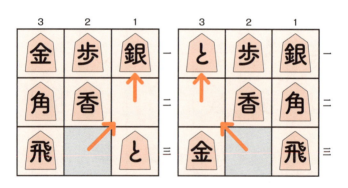

（図1）6～7手目　　（図2）17～18手目

解説

飛・金・“と”を移動しなければいけませんが、2三銀が障害物となっています。よって、まずは銀を1一へ収納します。その後は、“と”を3一に運ぶことが目標になります。飛と“と”を入れ替えることで、それが実現できます。

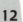
解答例

2一金→2二銀→1一金→2一銀右→1二飛→1三銀→2二飛→
1二銀引(図1)→2一と→3三香→3二飛→2二と→2一銀→
1二と→2二銀→1三と(図2)→1一銀→2一銀直→2二角→
3三飛→3二銀→2一金→1一角→2二金

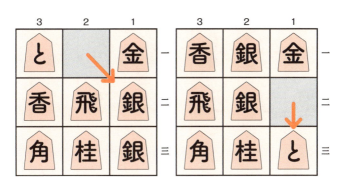

（図1）**8手目**　　　　（図2）**16手目**

解説

まずは【2一銀・2二銀】の形を作ることがポイントです。その形は【1二銀・1三銀】（図1）に変形することが可能なので、その性能を活かして飛・金・"と"を繰り替えることができます。"と"を1三まで運んだら、角を1一に動かせばOKです。

上級 13

解答例

1二角→2一金→1一金→3一飛→3二銀→2三角→1二金→
1一飛(図1)→3一銀→3二角→2三と→2一金→1三飛→
1一金→2一角→3二香→1二と→3三飛(図2)→1三と→
1二金→2三と→1三金→1二と→2三金→1三と

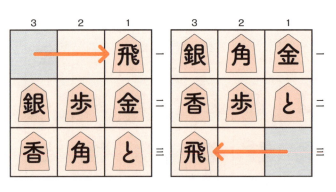

（図1）**8手目**　　　（図2）**18手目**

解説

飛をゴールに運ぶ最短手数は、4手です。そのためには、3
一飛と動いた後に、飛を2マスずつ移動しないといけません。
飛が効率よく動ける形を作りながらゴールを目指せば、答え
に辿り着きます。

解答例

> ２三銀→１三飛→１一と→２一金→１二と→１一金（図1）→
> ２一と→１二金→１一と→２一角→３一香→３二銀→３三飛→
> ２三銀→１三金→１二銀→２三金→３二金（図2）→１三飛→
> ３三金→３二角→２一と→２三銀→１一飛→１二銀

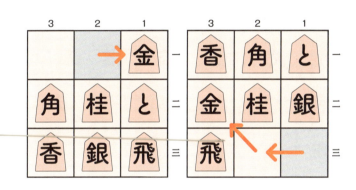

（図1）6手目　　　（図2）17〜18手目

解説

金と香を入れ替えることがテーマです。金は３筋から下に移動できないので、時計回りで大回りに移動しなければいけません。手数はかかりますが、地道に３三まで動かしていきましょう。あとは、飛を１一のマスに戻すことを念頭に置いて駒を動かせば、ゴールに辿り着けます。

上級 15

３一飛→３二銀→２一飛→３一銀→３二金→２二銀→３一飛→
２一と(図1)→１一銀→２二と→２一飛→３一金→３二角→
２三と→２二玉→１三と(図2)→２三玉→２二飛→２一角→
３二玉→２三飛→２二玉→３二金→３一玉→２二銀

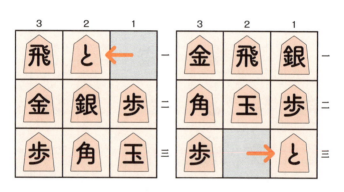

（図1）**8手目**　　（図2）**16手目**

解説

この問題は、とを１三へ、銀を２二へ移動する難易度が高い
です。まずは銀を３一へ移動させ、目的地である２二に行け
る準備をしておきます。次に、“と”を下へ動かしていき、１
三を目指しましょう。横に動けるスペースがあれば、玉や金
は融通が利くので、後回しにしても問題ないことが多いです。

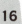
解答例

> 2二龍→2三角左→3二金→3一飛→2一角→1二歩→
> 1三龍→2二金→3二角引（図1）→2一金寄→1一歩→1二角→
> 2三金→2二金引→2一角左→3三歩（図2）→3三金→2三角→
> 1二角引→2一飛→3三歩→3二角→2三金引→2二龍→
> 1三金→2三龍

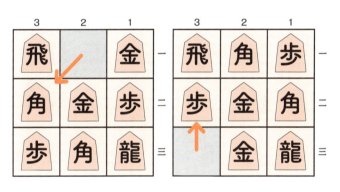

（図1）**9手目**　　　（図2）**16手目**

解説

まずは歩を上まで進めなければなりません。そのため、2枚
の角と金を移動する必要があります。9手目で3二歩と指し
てしまうと、飛が動けなくなるので、注意が必要です。2枚
の金を下まで移動できれば、ゴールが見えてきます。

上級 17

解答例

1二馬→1一飛→2一飛左→3一玉→3二金→2三馬→
1二飛→1一飛寄→2一玉→3一金→3二馬→2三と→
1三飛(図1)→1二と→2三飛→1三と→1二飛→1一玉→
2一馬→3二歩(図2)→3三飛→2三と→1三飛→1二と→
2三飛右→1三と

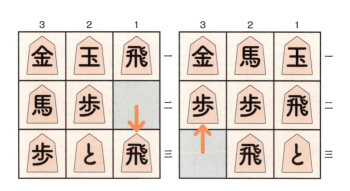

（図1）**13手目**　　　（図2）**20手目**

解説

２枚の飛を下段に移動させるために、歩以外の駒を時計回りに動かしていきます。ただし、１筋で飛と"と"を繰り替えておく手がポイントです。ここで飛と"と"の位置関係を反転させることができます。

解答例

3一歩→3二飛→3三銀→2二飛→3二角→2一と→1一歩→
1二飛→2二と（図1）→2一角→3二と→2二金→1三飛→
1二金→2二銀→3三と（図2）→3二角→2一金→1二飛→
1三銀→2二金→2一角→3二金→2二飛→1二角→2一金→
3二飛→2二歩

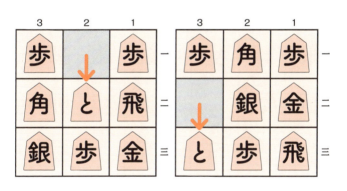

（図1）**9手目**　　　（図2）**16手目**

解説

銀は1三がゴール地点ですが、早い段階でそこに銀を配置し
てしまうと、"と"を下段に移動しづらくなってしまいます。
まずは、"と"を3三へ移動させてから、銀を1三に運ぶの
が正しい順序です。

上級 19

１一銀直→１二歩→１三銀→２二銀引→１一歩→１二銀→
１三銀→２二飛→２一銀右→１二飛→２二銀→１三飛(図1)→
１二銀→２一飛→３一銀直→３二歩→３三銀→２二飛→２一銀→
１二飛寄→２二歩(図2)→２三飛→１三飛引→１二銀→２一歩→
２二銀引→３一歩→３二銀

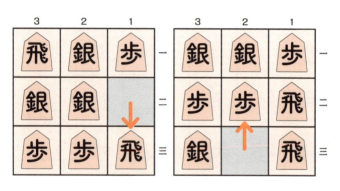

（図1）**12手目**　　　　（図2）**21手目**

解説

まずは歩を一段目まで進めなければなりません。最初は１一
銀直が最善です。その後は「歩は上」、「飛と銀は下」に動か
していけば、ゴールに辿り着けます。

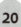
解答例

3三銀→2二銀直→1三銀(図1)→2三飛→2一金→2二銀左→
3三飛→3一銀→2二金→2三金→2二銀上→1三金→2三飛→
3三銀→2一飛→2二銀引→3一飛→2一と→1一銀→2二と→
2三と(図2)→2一飛→2二銀上→3三と→3一銀→2三飛→
2二銀左→2一銀→2二銀

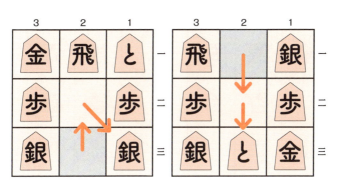

（図1）2〜3手目　　（図2）20〜21手目

解説

金と"と"を下げる必要がありますが、銀と飛が邪魔をしています。まずは銀を両端に収納して、飛を動けるようにします（図1）。金や"と"が動ければ、空いたスペースに飛や銀が収納できるので、駒を繰り替えることができます。

上級 21

３一飛→２一馬→３二馬→１一飛→２一馬→３一飛→３二馬→
２一銀→１二金→３三馬(図1)→３二銀→２一金→１三飛→
１一金→１二金→１一飛→２一金→３一金→２一銀→１二銀→
３二馬→２一馬→３二金→３三金(図2)→３一馬→２一銀→
１二飛引→３二銀→２一馬→３一銀→３二馬

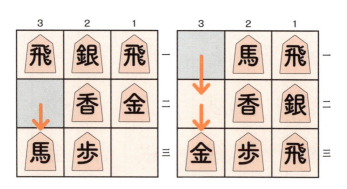

（図1）**10手目**　　（図2）**23 〜 24手目**

解説

最終的に銀を３一へ移動しますが、それを優先してしまうと
飛が移動できるルートがなくなってしまいます。馬を一旦３
三へ収納するのがポイントで、飛を２枚１筋に運べたら、金
を３三に移動できるようになります。

解答例

2一銀→2二飛左→3二銀→2一と→1一飛→1二飛寄→
2二と→2二銀→3二と（図1）→2二飛→1二銀→2一飛上→
2二角→3三と→3三金→3一飛→2一飛右→1一角→
2二香（図2）→2三と→3三金→3二飛→3一飛寄→2一銀→
1二歩→1三と→2三金→3三飛→3二銀→2一飛→3一銀

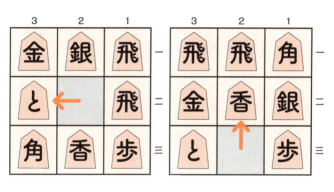

（図1）**9手目**　　　（図2）**19手目**

解説

最後には香を2二に移動しますが、香を2二に上がってしまうと、角が動けなくなります。よって、あらかじめ角を1一に移動してから2二香と動かすのがポイントです。

上級 23

解答例

２一歩→２二銀→３一桂→２三角→３二と→３三銀→２二金→
１二角→２二金→２二銀→３三金→２三角(図1)→１二飛→
１一銀→２二と→３一角→２三と→２二飛→１二歩→１三と→
２三角→３三飛→２二銀→１一歩→１二角→２三金→３三銀→
２二飛→３二銀→３三金→２三飛(図2)→２二金→３三飛→
２三金

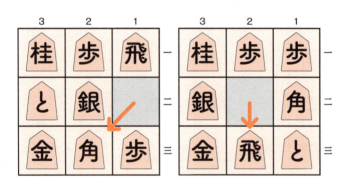

（図１）**12 手目**　　（図２）**31 手目**

解説

まずは２筋の桂と歩を前に出して、下段のスペースを確保します。次は、飛を下まで動かすことが目標になります。ただし、８手目で直ちに１二飛と飛を下げると、金が１一へ上がることになってしまい、その金を下げる手間が増えてしまいます。よって、１二角から金を下げてから飛を動かしてみると、スムーズな駒運びができます。

解答例

2一飛→1一金→2二角→3一飛→2一金→1一角→2二歩→
2三銀→3二飛→3一金→2一歩→2二飛→3二銀→2三飛（図1）→
2二と→1二香→1三飛→2三と→2二角→1一香→1二と→
2三銀→3二金→3一角→2二と→1二銀（図2）→2三と→2二金→
3二歩→3三と→2三金→2二角→3一歩→3二と

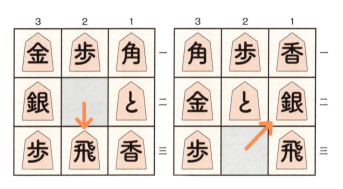

（図1）**14手目**　　（図2）**26手目**

解説

飛を下段に移動したいのですが、【1一飛・1二と・2一
金・2二歩】という形になると、飛が下がりにくくなります。
飛の下に銀を設置しておけば、2三銀→2二飛→3二銀→2
三飛（図1）という手順で飛を下げることができます。

上級 25

解答例

3一金→3二角→2一金→3一と→2二歩→2三角→3二と→
3一金→2一歩→2二と→3二角→2三と（図1）→2二成香→
1二歩→1三と→2三成香→2二角→1一歩→1二成香→
2三角→3二金→3一角→2二と→1三成香→1二角→
2三と（図2）→2二金→3二歩→3三と→2三金→2二角→
3一歩→3二金→2三角→1二成香→1三角→2二と

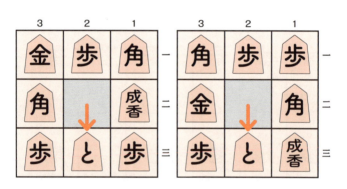

（図1）**12手目**　　　（図2）**26手目**

解説

金は下へ移動しにくいので、少し工夫が必要です。2筋の歩を優先的に動かすのがポイントで、2一のマスに駒が収納できれば、角の移動が楽になります。

解答例

2一と→3一飛→3二角→2三銀→1二玉→1一と→2一玉→
1二銀→2三角→3二玉→2一飛→3一玉→3二角→2三銀（図1）→
1二と→1一飛→2一と→1二銀→2三角→3二玉→3一と→
2一玉→3二と→3一玉→2一銀→1二角→2三金→3三と→
3二金→2三と→3三金（図2）→3二銀→2一角→1二歩→1三と→
2三銀→3二角→2一飛→1一歩→1二銀→2三角→3二玉→
3一飛→2一銀→1二角→2三玉→3二銀→2一飛→3一銀

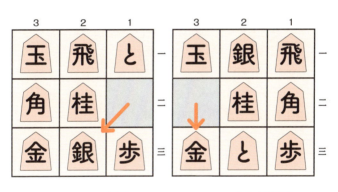

（図1）**14手目**　　（図2）**31手目**

解説

角と銀は1二・2一・2三・3二の4ヶ所しか移動できません。3三の金を安易に動かさないのがコツで、まずは【2一銀・2三と・3三金】の形を目指してください（図2）。その形になったら、"と"が1三に移動できるようになっているので、いよいよ歩を動かしてゴールを目指します。後戻りできない駒は、後回しにする方が、賢明です。

おわりに

『将棋パズル』、いかがでしたでしょうか。

たくさんの問題を解いて、良い汗をいっぱいかけたのではないでしょうか？

解けたときの爽快感は格別だったことと思います。

問題制作は、いつつスタッフの荒木隆と一緒に制作しました。彼は以前、奨励会という将棋のプロ棋士になるための養成機関に在籍していました。考えることが好きな彼は、持ち前の考える力と集中力を発揮し、苦しみながらも楽しそうに（？）難問を驚くほどの速さで制作してくれました。

また、この本が出版される月に、「国民栄誉賞」を受賞された羽生善治先生から、書籍の表紙にお言葉を頂戴いたしました。大変ありがたく、身に余る光栄です。この書籍が、将棋普及につながることができればと努力する所存です。

今回の制作にあたり、総合法令出版の尾澤様には大変お世話になりました。

関わってくださった皆様に、この場を借りて心より感謝申し上げます。ありがとうございました。

そして、この将棋パズルを解いてくださった皆様、ありがとうございました。

中倉彰子

◆著者紹介◆

中倉 彰子（なかくら・あきこ）

女流棋士／株式会社いつつ代表取締役

女流アマ名人戦2連覇後、94年高校3年でプロ入り。NHK杯将棋番組の司会出演。3児の母親でもあり、子育てエッセーを地方紙7新聞に連載。現在は東京新聞・中日新聞に子育て日記を連載中。

かもめの本棚にて「将棋×子育てのイイ関係」連載中。将棋教材「はじめての将棋手引帖」の製作や、絵本『しょうぎのくにのだいぼうけん』（講談社）も出版。近年は、将棋と知育・育児を結びつける活動を広く展開し、親子入門イベントや講演など全国で活動中。2015年10月株式会社いつつを設立、代表取締役に就任。女流棋士二段。法政大学人間環境学部卒。

脳がぐんぐん成長する
将棋パズル

2018年2月26日　初版発行

著　者　中倉彰子
発行者　野村直克
発行所　総合法令出版株式会社
　　　　〒103-0001 東京都中央区日本橋小伝馬町15-18
　　　　　　　　　　ユニゾ小伝馬町ビル9階
　　　　　　　　　　電話　03-5623-5121
印刷・製本　中央精版印刷株式会社

総合法令出版ホームページ　http://www.horei.com/